Neurologie

Pneumologie

Dans la même collection

Deuxième édition en 2012

- Cancérologie – Oncohématologie – Hématologie
- Cardiologie – Chirurgie cardiovasculaire – Lecture et interprétation de l'électrocardiogramme
- Dermatologie – Endocrinologie – Nutrition et diabète
- Gynécologie-obstétrique
- Hépatogastroentérologie – Chirurgie viscérale et cardiothoracique – Néphrologie – Urologie
- Infectiologie – Parasitologie
- Lecture critique d'article
- Médecine générale – Médecine légale – Médecine du travail – Santé publique
- ORL – Ophtalmologie – Chirurgie maxillofaciale et stomatologie
- Pédiatrie
- Psychiatrie – Gériatrie
- Rhumatologie – Orthopédie – Médecine physique et de réadaptation – Traumatologie
- Urgence – Réanimation – Anesthésie – Douleur

Et aussi

Vous pourrez consulter avec profit les ouvrages de la collection « ECN Med », **mise à jour en 2012** :

- Cardiologie
- Gynécologie-obstétrique – Endocrinologie – Nutrition
- Hématologie – Cancérologie
- Hépatogastroentérologie – Chirurgie digestive
- Maladies infectieuses – Dermatologie
- Néphrologie – Urologie
- Neurologie – Gériatrie
- Ophtalmologie – ORL – Stomatologie
- Orthopédie-Rééducation – Rhumatologie – Médecine interne
- Pédiatrie
- Pneumologie – Anesthésie-Réanimation
- Psychiatrie
- Santé publique – Thérapeutique – Médecine légale – Médecine du travail – LCA – Maladies rares

CAS CLINIQUES POUR L'ECN

DCEM2 - DCEM3 - DCEM4

Collection dirigée par
Jean-Jacques Lehot (PU)
et Xavier Ricaud (IHP)

Neurologie

Pneumologie

Éditions Pradel

PRADEL
Wolters Kluwer France
1, rue Eugène et Armand Peugeot
92856 RUEIL-MALMAISON CEDEX

ISBN 978-2-36110-033-9

LES AUTEURS

Neurologie

Benjamin Cretin
Praticien hospitalier
Centre mémoire, de ressources et recherche d'Alsace (Strasbourg-Colmar)
Département de neurologie
Hôpitaux universitaires de Strasbourg

Pneumologie

Pierre-Jean Souquet
Professeur associé, Chef de service
Service de pneumologie
Hospices civils de Lyon
Centre hospitalier Lyon-Sud à Pierre-Bénite

Marie Coudurier
Praticien hospitalier
Centre hospitalier de Chambery

Luc Odier
Praticien hospitalier
L'Hôpital Nord-Ouest de Villefranche-sur-Saône

Virginie Desestret, alors interne, et **Jérôme Honnorat**, Professeur des universités à l'hôpital neurologique de Lyon, ont rédigé les cas cliniques de Neurologie pour leur première édition.

PRÉFACE DE LA DEUXIÈME ÉDITION

Cette collection est pilotée par des enseignants titulaires habitués à faire partie des jurys de concours nationaux. Aussi, ils souhaitent ajouter des recommandations à celles du CICN :

- *sur le fond*, les questions font souvent appel à des données physiopathologiques, diagnostiques, thérapeutiques, épidémiologiques, ainsi qu'à l'information des patients et aux aspects médicolégaux. Durant l'heure que le candidat consacre à chaque dossier, il faut commencer par lire l'ensemble des questions afin de sentir le fil conducteur de chaque dossier, et d'éviter les réponses doublons. Si besoin, plusieurs diagnostics doivent être évoqués, d'où il faut faire ressortir les plus fréquents ou les plus graves. Les jurys apprécient toujours les réponses argumentées se rapportant précisément au cas clinique. Pour la préparation du concours, les candidats peuvent avoir recours à des références émanant de la Haute Autorité de santé, de l'ANSM, du Centre national des concours d'internat (www.cnci.univ-paris5.fr), des conférences de consensus et des conférences d'experts des sociétés savantes (www.bmlweb.org/consensus_lien.html) ;
- *sur la forme*, il est conseillé d'écrire très lisiblement. Surtout ne pas oublier que les correcteurs auront des centaines de copies à corriger en quelques heures, et qu'une présentation claire améliorera significativement le résultat final.

Il n'est pas nécessaire de faire de longues phrases, mais il faut faire apparaître le maximum de mots-clés. À l'intérieur de chaque question, on peut commencer par les points les plus importants, ou suivre un ordre chronologique en modulant les items par des mots tels que « surtout » ou « éventuellement ». Il faut se méfier des abréviations, nous vous conseillons de n'utiliser que celles mentionnées par le site du Centre national des concours d'internat comme « abréviations autorisées ».

Les difficultés relatives de chaque dossier sont cotées de 1 à 3 (certains cas cliniques plus difficiles peuvent être proposés afin de départager les candidats). Néanmoins, il faut garder en mémoire que chaque jury est « souverain » et peut privilégier un aspect du cas clinique en modulant le nombre de points pour chaque question, ou au contraire en comptant zéro à une question en cas d'erreur manifeste.

Un concours se préparant comme un marathon, les auteurs de cette collection vous souhaitent bonne course !

J.-J. Lehot et les enseignants
responsables des différents volumes
de la collection

LISTE DES ABRÉVIATIONS AUTORISÉES PAR LE CNCI

ACE : antigène carcino-embryonnaire
ACTH : *AdrenoCorticoTropic Hormone* (corticotrophine, hormone corticotrope hypophysaire)
ADH : *Anti Diuretic Hormone* (hormone antidiurétique, vasopressine)
ADN : acide désoxyribonucléique
AINS : anti-inflammatoire non stéroïdien
ALAT : alanine amino-transférase (TGP)
ALD : affection de longue durée
AMM : autorisation de mise sur le marché
AMPc : AMP cyclique
ANCA : *AntiNneutrophyloc Cytoplasmic Antibody* (anticorps anticytoplasme des polynucléaires)
APGAR : *American Pediatric Groos Assessment Record*
APUD : *Amine Precursor Uptake and Decarboxylation* (groupe de cellules captant et décarboxylant des précurseurs d'amines)
ARN : acide ribonucléique
ARNm : ARN messager
ASA : classification du risque opératoire de l'American Society of Anesthesiologists
ASAT : aspartate amino-transférase (TGO)
ASLO : antistreptolysine O
ATP : adénosine triphosphate
AVC : accident vasculaire cérébral
aVf, aVL, aVr : dérivations électrographiques unipolaires
AVK : antivitamine K
BCG : bacille de Calmette et Guérin
BK : bacille de Koch
BPCO : broncho-pneumopathie chronique obstructive
CCMH : concentration corpusculaire moyenne en hémoglobine
CEC : circulation extracorporelle
CGMH : concentration globulaire moyenne en hémoglobine
CIVD : coagulation intravasculaire disséminée
CK : créatine-kinase
CMV : cytomégalovirus
CO : monoxyde de carbone
CO_2 : dioxyde de carbone
CPK : créatine-phosphokinase
CPK-BB : créatine-phosphokinase iso-enzyme BB
CPK-MB : créatine-phosphokinase iso-enzyme MB
CPK-MM : créatine-phosphokinase iso-enzyme MM
CRH : *Corticotropin Releasing Hormone* (hormone de libération de l'hormone corticotrope)
CRP : *C Reactive Protein* (protéine C réactive)
DCI : dénomination commune internationale
DHEA : déhydroépiandrostérone
DOPA : dihydroxyphénylalanine
EBNA : *Epstein-Barr Nuclear Antigen*
EBV : Epstein-Barr virus
ECBU : examen cytobactériologique des urines
ECG : électrocardiogramme
ECHO virus : *Enteric Cytopathogenic Human Orphan virus*
EEG : électroencéphalogramme
EFR : épreuve fonctionnelle respiratoire
ELISA : *Enzyme-Linked ImmunoSorbent Assay*
EMG : électromyographie
FiO_2 : fraction inspirée d'oxygène
FSH : *Follicle Stimulating Hormone* (hormone folliculostimulante)
gamma-GT : gamma-glutamyl transférase
GB : globule blanc
GH : *Growth Hormone* (hormone somatotrope)
GH-RH : *GH-Releasing Hormone* (hormone activatrice de l'hormone de croissance)
GR : globule rouge
GVH : *Graft Versus Host* (réaction du greffon contre l'hôte)
Hb : hémoglobine
HbA1C : hémoglobine glyquée
HbO_2 : oxyhémoglobine
HBPM : héparine de bas poids moléculaire
HCG : *Human Chorionic Gonadotrophin* (gonadotrophine chorionique)

HDL : *High Density Lipoproteins* (lipoprotéines de haute densité)
HELLP : *Hemolysis + Elevated Liver enzymes + Low Platelets*
HLA : *Human Leucocyte Antigen* (antigène d'histocompatibilité)
HPV : human papillomavirus
HTLV : *Human T cell Leukemia/ lymphoma Virus* (virus humain T lymphotropique)
IDR : intradermoréaction
IEC : inhibiteur de l'enzyme de conversion
Ig : immunoglobulines
IGF : *Insulin-like Growth Factor* (somatomédine)
IMAO : inhibiteur de la mono-amine-oxydase
INR : *International Normalized Ratio*
IRM : imagerie par résonance magnétique
IV : intraveineuse
LCR : liquide céphalorachidien
LDH : lactate déshydrogénsae
LDL : *Low Density Lipoprotein* (lipoprotéine de faible densité)
LH : *Luteinizing Hormone* (hormone lutéinisante)
LHRH : *Luteinizing Hormone Releasing Hormone* (gonadolibérine)
MALT : *Mucous Associated Lymphoid Tissue* (tissu lymphoïde associé aux muqueuses)
MNI : mononucléose infectieuse
MST : maladie sexuellement transmissible
NFS : numération formule sanguine
NK : *Natural Killer* (lymphocyte)
OAP : œdème aigu du poumon
OMS : organisation mondiale de la santé
ORL : oto-rhino-laryngologie
PAN : périartérite noueuse
$PaCO_2$: pression artérielle partielle en dioxyde de carbone
PaO_2 : pression artérielle partielle en oxygène
PCR : *Polymerase Chain-Reaction*
PDF : produits de dégradation de la fibrine
PDGF : *Platelet-Derived Growth Factor* (facteur de croissance des plaquettes)
PMI : protection maternelle et infantile
PNB : polynucléaires basophiles
PNE : polynucléaires éosinophiles
PNN : polynucléaires neutrophiles
PSA : *Prostatic Specific Antigen*
QI : quotient intellectuel
QRS : complexe QRS
QSP : quantité suffisante pour
QT : segment QT
RAST : *Radio Allergo Sorbent Test* (dosage radio-immunologique des IgE spécifiques d'un allergène)
Rh : rhésus
RMN : résonance magnétique nucléaire
SIDA : syndrome d'immunodéficience acquise
SRAS : syndrome respiratoire aigu sévère
T3 : tri-iodothyronine
T4 : thyroxine, tétra-iodothyronine
TCA : temps de céphaline activée
TCK : temps de céphaline kaolin
TCMH : teneur corpusculaire moyenne en hémoglobine
TDM : tomodensitométrie (« scanner »)
TEP : tomographie par émission de positons
TGMH : teneur globulaire moyenne en hémoglobine
TGO : transaminase glutamo-oxalo-acétique
TGP : transaminase glutamo-pyruvique
TNM : *classification Tumor Nodes Metastasis* (tumeur primitive, adénopathies régionales, métastases)
TP : taux de prothrombine
TPHA : *Treponema Pallidum Haemagglutination Assay*
TRH : *Thyrotropin Releasing Hormone* (protiréline)
TSH : *Thyroïd Stimulating Hormone* (thyréostimuline)
UI : unité internationale
UIV : urographie intraveineuse
VDRL : *Veneral Disease Research Laboratory* (réaction d'agglutination syphilitique)
VEMS : volume expiratoire maximum par seconde
VGM : volume globulaire moyen
VIH : virus de l'immunodéficience humaine (HIV, virus du sida)
VLDL : *Very Low Density Lipoproteins* (lipoprotéines de très faible densité)
VS : vitesse de sédimentation

» *Examen national classant*

CE QU'IL FAUT FAIRE	CE QU'IL FAUT ÉVITER
SUR LE FOND	
• Bien lire l'énoncé • Élaborer les mots-clés essentiels d'une réponse bien ciblée sur l'énoncé • Rédiger la réponse en utilisant ces mêmes mots-clés avec des phrases courtes, en évitant à la fois le style télégraphique et le style trop littéraire • Connaître une vingtaine de mots-clés par sujet • Ces mots-clés doivent être assez précis (ex.: parler de « masque » au lieu d'« isolement aérien » pour la tuberculose pulmonaire) • Faire preuve de bon sens et d'adaptation au cas clinique • Connaître les points médicolégaux (faciles à intégrer dans la grille) • Ne pas négliger l'analyse des clichés radiologiques dans la préparation de l'ECN	• Phrases ne contenant aucun mot-clé • Phrases types, exemples : - « Mise en condition avec voie veineuse périphérique de bon calibre » - « Kinésithérapie respiratoire, prévention des complications thrombo-emboliques par HBPM, nursing » • Effets de mode qui peuvent agacer le correcteur à la 800e copie, exemples : - VIH dans toutes les questions - soutien psychologique dans la tuberculose en oubliant l'antibiothérapie - groupage sanguin et ACI systématiques - parler systématiquement d'« urgence » sans préciser les délais • Donner les posologies si l'on n'en est pas certain • Doser les β-HCG chez un homme de 88 ans avant de prescrire la rifampicine ! • Prescrire un arrêt de travail à un pensionnaire d'une maison de retraite !
SUR LA FORME	
• Écrire lisiblement • Utiliser les abréviations « autorisées » par le CNCI, les plus courantes directement (ex.: ECG, NFP), préciser entre parenthèses le sens des abréviations moins courantes • Faire 2 ou 3 colonnes augmente la lisibilité • Dans le doute, on peut écrire « à discuter » ou « voire »	• Écriture minuscule pour remplir la copie au maximum • Phrases longues • Faire une pseudo-ordonnance avec nom du médecin, datée, signée... • Répétitions à l'intérieur d'une même question

Pr. Ph. Douek, Pr. G. Kirkorian, Pr. J.-J. Lehot, 2012.

MÉTHODOLOGIE DE RÉDACTION DES DOSSIERS CLINIQUES

» *Examen national classant*

Trois épreuves de cas cliniques ainsi qu'une épreuve de lecture critique d'article (LCA) attendent les candidats de l'examen national classant. En parallèle des connaissances théoriques indispensables, la note finale va s'établir en fonction des capacités du candidat à organiser ses idées et à faire ressortir les points importants d'une manière concise et structurée. La « forme » devient alors aussi importante que le « fond ». C'est dans cet esprit qu'il faut travailler tout au long de l'année précédant l'examen, en s'entraînant en temps limité à rédiger de manière complète les dossiers. La méthodologie proposée ci-après reste une proposition, une « trame de travail », à adapter au cas par cas, en ayant pour objectif d'arriver le jour J avec sa propre méthode de rédaction, qui aura fait ses preuves tout au long des examens blancs et des séances d'entraînement...

Chaque épreuve de cas clinique dure 3 heures et est constituée de trois dossiers cliniques. Chaque dossier comporte quatre à dix questions.

❶ Survol rapide des trois dossiers : 3 minutes

- Pendant la lecture par un membre du jury des dossiers
- Lecture en diagonale
- Pour repérer les mots-clés qui vont évoquer le diagnostic et se rassurer
- 1 minute par dossier

❷ Une fois la lecture par le jury terminée, lire rapidement les trois dossiers (énoncé + questions) : objectif = choix de l'ordre dans lequel les sujets vont être traités : 5 minutes

- Énoncé : si des pièges apparaissent d'emblée, les surligner
- Questions : si des mots-clés semblent très importants les noter en face de la question correspondante ; attention, il ne s'agit en aucun cas de traiter le dossier au brouillon ni de réfléchir, il suffit juste de faire appel à sa « mémoire réflexe »
- Garder pour la fin le sujet sur lequel on semble le moins à l'aise
- Mais attention : s'imposer une heure par dossier, montre en main, et pas plus +++

❸ Phase de réflexion pour le premier dossier : 5 minutes minimum

- Relire l'énoncé attentivement en traquant les pièges
- Répondre sur le sujet pour se faire un « guideline » avec les mots-clés principaux et les « NPO » de ses fiches
- Ne faire en aucun cas un brouillon ni même un soupçon de rédaction sur le sujet
- Cette phase doit durer au minimum 5 minutes. Il est évident qu'en fonction des habitudes des candidats, les durées des deux phases de réflexion et de rédaction seront variables ; il faut cependant s'astreindre à un minimum de réflexion pour éviter de partir « tête baissée » dans un hors sujet magistral...

❹ Vérification des concordances sujet/cahier couleur

- Fondamental
- Inutile de risquer deux « zéros » aux dossiers en voulant gagner... 30 secondes !

❺ Rédaction du premier dossier : 45 minutes

- La triade gagnante à toujours avoir en tête :
  - rester SIMPLE
  - STRUCTURER sa réponse : phrase d'introduction certes, mais après tiret/mot-clé puis phrase de conclusion
  - DISCUTER les questions à réponses « mitigées » en développant le pour, le contre et en adoptant une position finale claire
- Concernant la forme :
  - phrases courtes
  - faire ressortir ce qu'on pense être un mot-clé en début de ligne
  - une question par page : aérer la réponse pour faciliter le travail du correcteur
- Concernant le fond :
  - éviter les détails : ils montrent l'étendue du savoir mais ils induisent une perte de temps, une dilution de l'information essentielle, et par conséquent un risque de perte de points non pas par points négatifs mais par non cotation du mot-clé attendu
  - structurer vraiment sa réponse pour montrer la clarté du raisonnement sans pour autant entrer dans les stéréotypes « antibiothérapie double probabiliste large spectre après prélèvement bactériologique centrée sur tel germe… » si ce n'est pas vraiment la question posée
  - ne pas réciter son cours bêtement mais appliquer son « tuyau » au patient présenté, cas particulier dont il est question

❻ Relecture du premier dossier : 5 minutes

- Vérification rapide et automatique de l'orthographe
- Éventuellement souligner le plan, les mots-clés ; souligner est une arme à double tranchant : si les mots soulignés ne sont pas les mots-clés attendus et même si ceux-ci sont présents dans la copie, le correcteur risque de ne pas les voir car son attention sera entièrement centrée sur les mots soulignés…
- Pendant ce temps, en profiter pour relâcher la pression et faire une coupure nette « mentale » entre deux dossiers

❼ Retour à la case n° 3 pour le dossier 2 puis le 3

❽ Touche finale sur les 5 dernières minutes

- Relecture des trois dossiers en diagonale, surtout pour la mise en forme (deux couleurs autorisées : bleu et noir)
- Ne pas changer d'avis au dernier moment, la première impression est le plus souvent la bonne !

En somme pour le timing :

- 10 minutes de mise en condition + choix de l'ordre des sujets
- Par dossier : 55 minutes :
  - réflexion : 5 minutes minimum
  - rédaction : 45 minutes maximum
  - relecture : 5 minutes
- Touche finale : 5 minutes (l'annonce par le surveillant sert de repère…)

Soit : 180 minutes…

J. Bacchetta, X. Ricaud, 2012.

Neurologie

CAS CLINIQUE N° 1

Madame A., âgée de 32 ans, présente des troubles de la marche évoluant depuis 3 semaines.

Cette patiente, serveuse dans une brasserie, a comme antécédents des lombalgies anciennes sans irradiation douloureuse aux membres inférieurs, majorées en fin de journée et soulagées par la prise de paracétamol.

Elle vous rapporte un épisode de paralysie faciale périphérique droite associée à une diplopie binoculaire maximale dans le regard à droite ayant duré 2 semaines il y a 5 ans. Tout était rentré dans l'ordre spontanément. Un nouvel épisode de diplopie ayant duré 8 jours est survenu 2 ans après.

Elle est également sous traitement par antivitamine K depuis 2 mois suite à une phlébite du membre inférieur gauche survenue dans les suites d'une chirurgie du genou (rupture traumatique des ligaments croisés lors d'une chute à skis).

Elle décrit l'installation progressive sur quelques jours d'une sensation de jambe droite « traînante » alors que la gauche lui apparaît comme « insensibilisée ». À gauche, elle ne ressent plus de douleurs au niveau de ses cicatrices opératoires et elle a du mal à percevoir la chaleur lorsqu'elle prend sa douche.

À l'examen neurologique, vous retrouvez :

- des réflexes ostéotendineux vifs dans l'ensemble mais davantage au membre inférieur droit, où ils sont diffusants et associés à un signe de Babinski ;
- une force normale ;
- une hypoesthésie thermoalgique du membre inférieur gauche et de la région sus-pubienne gauche remontant jusqu'à l'ombilic. La pallesthésie est diminuée au membre inférieur droit. L'arthrokinesthésie est normale.

À la marche, vous notez un fauchage du membre inférieur droit.

Il n'y a pas de troubles sphinctériens.

Le reste de l'examen général est sans anomalie.

Questions

QUESTION N° 1

Faites l'analyse sémiologique du tableau clinique. Situez l'atteinte neurologique.

QUESTION N° 2

Devant ce tableau, un diagnostic étiologique doit être éliminé en urgence. Quel est ce diagnostic ? Parmi ses causes possibles, laquelle doit être spécialement évoquée chez cette patiente à la vue de son traitement actuel ?

QUESTION N° 3

Quel examen complémentaire réalisez-vous donc en urgence ? Qu'en attendez-vous ?

QUESTION N° 4

Une imagerie est réalisée *(fig. 1)*. Interprétez-la. Quel diagnostic vous semble finalement devoir être suspecté en premier lieu ?

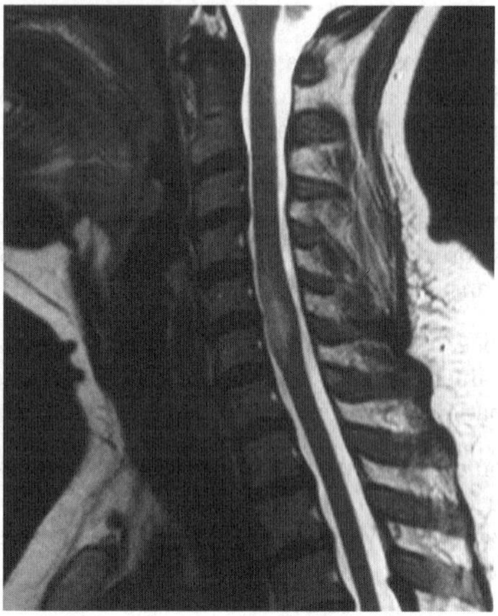

Figure 1

QUESTION N° 5

Dans le cas où une ponction lombaire à visée diagnostique serait nécessaire chez cette patiente, quelle précaution devriez-vous prendre ? Cette ponction est-elle indispensable pour affirmer le diagnostic ?

QUESTION N° 6

Votre suspicion diagnostique est finalement confirmée. Décrivez les modalités de l'annonce du diagnostic à la patiente.

QUESTION N° 7

Vous revoyez la patiente 3 mois plus tard. Elle est asymptomatique et ne souhaite pas de traitement particulier. Les AVK ont été arrêtés comme prévu.

Elle exprime un désir de grossesse. Elle vous interroge sur les risques pour le futur bébé et le retentissement d'une éventuelle grossesse et d'un allaitement sur sa maladie. Que lui répondez-vous ?

QUESTION N° 8

Vous revoyez la patiente 2 ans plus tard. Elle a de nouveau présenté des épisodes symptomatiques : un trouble sensitif hémicorporel gauche il y a 18 mois, spontanément régressif en 15 jours, un tableau de névrite optique gauche il y a 1 an, également régressif en 1 mois. La patiente a surtout été très affectée moralement par une phase symptomatique ayant duré 3 semaines il y a 1 mois, caractérisée par une atteinte motrice invalidante des deux membres inférieurs associée à une incontinence urinaire.

Actuellement, la patiente est asymptomatique et ambulatoire, et en arrêt de travail depuis la dernière période symptomatique. Que lui proposez-vous sur le plan thérapeutique ? Quel bénéfice principal attendez-vous de cette prise en charge ?

QUESTION N° 9

Huit ans plus tard, vous revoyez la patiente en consultation, elle a refait de nombreuses poussées. Depuis plusieurs mois, il persiste une atteinte motrice des deux membres inférieurs, à type de paraparésie spastique rendant la marche précautionneuse et lente. Il existe également une fatigue chronique et des troubles sphinctériens se manifestant par des mictions impérieuses alternant avec des épisodes dysuriques.

La patiente est toujours serveuse dans une brasserie. Elle accumule les arrêts-maladie. Sur le plan socioprofessionnel, que lui proposez-vous ? Pourquoi ?

Réponses

QUESTION N° 1 — **15 points**

Syndrome pyramidal du membre inférieur droit	2
Syndrome lemniscal du membre inférieur droit	3
Syndrome spinothalamique à gauche, de niveau supérieur T10	3
Réalisant un syndrome médullaire de Brown-Séquard :	5
• droit	1
• de niveau supérieur au moins égal à T10	1

QUESTION N° 2 — **15 points**

Compression médullaire rapidement progressive	10
Notamment par hématome épidural	5
Car traitement par antivitamine K	

QUESTION N° 3 — **10 points**

IRM panmédullaire ou IRM médullaire cervicothoracique :	5
• séquences T1 et T2, avec et sans injection de gadolinium	
• pour éliminer une possible compression médullaire	5
• par un hématome épidural ou par un autre processus intra ou extradural*	

** Tumoral (neurinome), osseux, discal (hernie), infectieux (abcès, épidurite), vasculaire (malformation artérioveineuse médullaire).*
Cette IRM médullaire peut également montrer une anomalie médullaire isolée (hypersignal T2, augmentation du volume de la moelle, prise de contraste...) évocatrice d'une pathologie médullaire d'étiologie non compressive (par exemple inflammatoire, tumorale ou infectieuse).

QUESTION N° 4 — **10 points**

IRM médullaire :	2
• coupe sagittale cervicale en séquence T2	
• hypersignal T2 intramédullaire évocateur d'une lésion inflammatoire	3
• en regard des vertèbres C5/C6, étendu sur environ 2 segments vertébraux	
Sclérose en plaques probable :	4
• forme rémittente ou évoluant par poussées	1
• en poussée actuellement	

Le diagnostic de SEP est évoqué devant une atteinte du système nerveux central, chez une femme jeune :
- *avec dissémination dans le temps :*
  - *atteinte du tronc cérébral (PFP et ophtalmoplégie) il y a 5 ans ;*
  - *récidive deux ans plus tard ;*
  - *et poussée actuelle ;*

- *et avec dissémination dans l'espace :*
  - *atteinte du tronc cérébral clinique lors des deux premiers épisodes ;*
  - *atteinte médullaire actuelle clinique et radiologique.*

QUESTION N° 5 — **10** *points*

Chez cette patiente décoagulée par AVK :
- nécessité de réaliser un relais par héparine à dose décoagulante 5
- avant fenêtre isocoagulante encadrant la réalisation de la ponction lombaire

L'étude du liquide céphalorachidien* pour poser le diagnostic de SEP n'est pas obligatoire 5

lorsque la dissémination temporelle et spatiale est démontrée comme ici

** Potentielle utilité néanmoins pour le diagnostic différentiel.*

QUESTION N° 6 — **10** *points*

L'annonce doit être faite par le neurologue traitant 3

le plus précocement possible, les éléments diagnostiques étant réunis 3

lors d'un entretien programmé 3

dans un lieu approprié

diagnostic annoncé de manière claire 1

L'annonce diagnostique est complétée par une information sur la maladie, associée à un projet de surveillance clinique et de soins ultérieurs par le médecin traitant et le neurologue.
Un deuxième rendez-vous est ainsi prévu et fixé. Un soutien psychologique est organisé si nécessaire. La patiente est informée de l'existence d'associations de patients.

QUESTION N° 7 — **10** *points*

Grossesse possible et « normale »* 4

Diminution de la fréquence des poussées pendant le troisième trimestre de grossesse mais augmentation du risque de poussée dans les trois mois suivant la grossesse

Donc pas d'augmentation de la fréquence des poussées au cours de l'année grossesse** par rapport à l'année avant la grossesse 2

Pas d'aggravation du handicap en raison de la grossesse

Pas d'influence de l'allaitement sur le cours de la maladie*** 1

Pas d'influence de la péridurale sur le cours de la maladie***

Pas de modification du risque obstétrical et néonatal 2

mais risque de SEP chez l'enfant**** supérieur à celui de la population générale 1

** Mais à programmer plutôt dans une période « calme » de la maladie.*
*** 9 mois de grossesse et 3 premiers mois du* post-partum.
**** En particulier sur le risque de survenue d'une poussée dans le* post-partum.
***** Environ 3 à 5 %.*

QUESTION N° 8 — **10** *points*

Traitement de fond* :	5
• par interféron bêta (Requip®, Avonex®, Bétaféron®)**	
• ou par acétate de glatiramer (Copaxone®)**	
Bénéfice attendu : réduction de la fréquence des poussées***	5

** Car patiente ambulatoire ayant fait au moins deux poussées au cours des deux dernières années.*
*** Les deux molécules ayant l'AMM dans cette indication.*
**** D'environ 30 % d'après les résultats des essais cliniques mais cela ne préjuge pas de la réponse individuelle. L'effet sur l'évolution du handicap à moyen et long terme est plus discutable.*

QUESTION N° 9 — **10** *points*

Constitution d'un dossier médical pour évaluation par la MDPH*, qui décide :	5
• de la reconnaissance du statut de travailleur handicapé	2
• des modalités de la réorientation professionnelle :	2
– soit dans son milieu d'origine après aménagement du poste de travail**	
– soit au prix d'une reconversion professionnelle	
• des moyens financiers de compensation	1

** Maison départementale des personnes handicapées.*
*** Faisant appel à l'AGEFIPH (Association de gestion du fonds pour l'insertion professionnelle des personnes handicapées).*

OBJECTIFS PÉDAGOGIQUES

Objectif principal :
N° 125 : Sclérose en plaques.

Objectifs secondaires :
N° 1 : La relation médecin-malade – L'annonce d'une maladie grave – La formation du malade atteint de maladie chronique – La personnalisation de la prise en charge médicale.

N° 49 : Évaluation clinique et fonctionnelle d'un handicap moteur, cognitif ou sensoriel.

N° 175 : Prescription et surveillance d'un traitement antithrombotique.

N° 182 : Accidents des anticoagulants.

N° 192 : Déficit neurologique récent.

N° 231 : Compression médullaire non traumatique et syndrome de la queue de cheval.

N° 301 : Déficit moteur et/ou sensitif des membres.

DIFFICULTÉ

2/3

CAS CLINIQUE N° 2

Madame B., âgée de 50 ans, est hospitalisée après un infarctus cérébral vasculaire du territoire sylvien droit superficiel survenu 48 heures auparavant.

Lorsque vous entrez dans sa chambre, elle ne remarque pas spontanément votre présence car elle regarde la fenêtre située à sa droite. Lors de l'examen, son discours est cohérent et orienté. La patiente n'est pas déprimée mais plutôt euphorique. Lorsque vous la questionnez sur le motif de son hospitalisation, elle vous répond qu'elle est venue rendre visite à sa grand-tante qui vient d'avoir un accident. Par ailleurs, lorsque vous commencez à l'examiner, elle vous prie de dire à la personne qui a laissé son bras dans son lit de bien vouloir le récupérer...

L'interrogatoire de la patiente et de son entourage vous apprend que Mme B. a ressenti une violente cervicalgie antérieure droite précédant les troubles neurologiques.

Questions

QUESTION N° 1

Quelle étiologie à l'origine de l'accident ischémique peut vous faire suspecter ce dernier renseignement ? Décrivez les signes oculaires que vous pourriez alors éventuellement retrouver à l'examen ?

QUESTION N° 2

Pour confirmer cette hypothèse étiologique, quels examens complémentaires d'imagerie devraient être réalisés ? Que recherchez-vous ?

QUESTION N° 3

Finalement, cette hypothèse étiologique est écartée par vos examens. La patiente est admise dans le service, et le contrôle de la pression artérielle est assuré par de la nicardipine administrée au pousse-seringue électrique. Quelle est la justification d'une telle attitude ? Quels sont les autres facteurs susceptibles d'aggraver l'état neurologique et à contrôler ?

QUESTION N° 4

D'après les données de l'énoncé, quels déficits devraient être recherchés à l'examen clinique ?

QUESTION N° 5

Quelles incapacités peut-on prévoir ? Citez une échelle permettant d'évaluer ces incapacités. Quel en est l'intérêt ?

QUESTION N° 6

À partir des éléments qui vous ont été fournis, déterminez les intervenants nécessaires et les objectifs de chacun au cours de la phase initiale de la rééducation hospitalière.

QUESTION N° 7

Deux semaines après son admission, la patiente se plaint de douleurs importantes de l'épaule et du poignet gauches. L'inspection met en évidence une rougeur locale. La palpation retrouve une main chaude et œdématiée. La mobilisation de l'épaule et du poignet est très limitée et douloureuse. La patiente est apyrétique. Quel est le diagnostic le plus probable ? Des examens complémentaires sont-ils nécessaires ? Si oui, le(s)quel(s) ?

QUESTION N° 8

Quels sont les principes de prise en charge de cette complication ? Quelles mesures thérapeutiques prenez-vous ?

Réponses

QUESTION N° 1 — **14** *points*

Dissection de la carotide interne gauche 7

Syndrome de Claude Bernard-Horner gauche 4

Associant au niveau de l'œil gauche :
- myosis 1
- rétrécissement de la fente palpébrale* 1
- énophtalmie 1

** Faux ptosis.*

QUESTION N° 2 — **15** *points*

En première intention : IRM 5

avec angiographie par résonance magnétique (ARM) 2

Recherche d'un hématome de paroi de la carotide interne gauche sur les séquences transversales (FAT-SAT) 2

responsable d'une occlusion artérielle en « flamme de bougie » sur les reconstructions des axes vasculaires 1

Échographie-Doppler des troncs supra-aortiques 3

Recherche d'un double chenal associé à une sténose de la carotide interne gauche 2

L'artériographie cérébrale sur laquelle on recherchait une double lumière artérielle, associée à une sténose ou occlusion en « queue de radis » de la carotide interne disséquée, n'est plus réalisée.

QUESTION N° 3 — **14** *points*

Troubles tensionnels = facteurs d'aggravation à la phase aiguë de l'ischémie cérébrale :
- hypotension artérielle systémique : risque de majoration de l'ischémie par hypoperfusion 5
- hypertension artérielle systémique : risque de transformation hémorragique du foyer d'infarctus 5

Autres facteurs surveillés et corrigés :
- hyperglycémie 1
- hyperthermie 1
- hypoxie 1
- hypercapnie 1

QUESTION N° 4 — **12 points**

Déficit moteur de l'hémicorps gauche à prédominance brachiofaciale 2

Déficit sensitif de l'hémicorps gauche 2

Hémianopsie latérale homonyme gauche 2

Troubles de la déglutition (paralysie linguale, vélaire ou pharyngée) 5

Syndrome d'Anton-Babinski : 1

anosognosie, hémi-asomatognosie, anosodiaphorie, syndrome d'héminégligence

QUESTION N° 5 — **10 points**

Incapacité de locomotion : 1

du fait du déficit moteur et des troubles attentionnels

Incapacité de réalisation des soins corporels : 1

du fait de l'hémiplégie et des troubles attentionnels

Incapacité de préhension : 1

en particulier pour les gestes bimanuels du fait de l'hémiplégie

Index de Barthel ou mesure d'indépendance fonctionnelle (MIF) : 3

pour évaluer les incapacités concernant les actes de la vie quotidienne

Intérêt :
- mettre en évidence les différents types d'incapacités 1
- en apprécier la sévérité 1
- les mesurer pour en suivre l'évolution 1
- orienter au mieux les objectifs de la rééducation 1

QUESTION N° 6 — **16 points**

Kinésithérapeutes : 3
- maintien des amplitudes articulaires 1
- par mobilisations passives et actives si possible
- attelle de suspension du membre supérieur gauche 1
- pour éviter la subluxation de l'épaule
- massages du cadre colique si constipation
- massage de drainage vasculaire si œdèmes de stase
- rééducation neuromotrice*
- travail fonctionnel en fonction de la récupération neuromotrice**

Ergothérapeutes : 3
- adaptation de l'environnement à l'héminégligence 1
- entraînement visuel à l'exploration de la partie gauche de l'espace 1
- travail de rééducation motrice et sensorielle des déficits de préhension
- proposition d'aides techniques adaptées

Orthophonistes : 2

prévention des troubles de la déglutition

Assistante sociale : 2
- demande de prise en charge à 100 %*** 1
- préparation de la prise en charge à la sortie 1

** Utilisant des techniques de facilitation et de reprogrammation neuromotrice.*
*** Équilibre assis, apprentissage de la conduite en fauteuil roulant manuel, travail des transferts.*
**** Exonération du ticket modérateur dans le cadre d'une affection de longue durée.*

QUESTION N° 7 — **14** *points*

Algodystrophie du membre supérieur gauche	6
Des examens complémentaires sont nécessaires :	
• vitesse de sédimentation*	2
• radiographies simples de la région concernée**	2
• scintigraphie osseuse***	2
• IRM de la région concernée****	2

** Attendue normale, écartant un syndrome inflammatoire biologique qui ferait évoquer le diagnostic différentiel d'arthrite inflammatoire ou infectieuse.*
*** Pouvant être normales au début ou montrer une ostéoporose locale sous la forme d'une déminéralisation osseuse homogène ou hétérogène, sans condensation, sans altération des interlignes articulaires.*
**** Évocatrice si révèle une hyperfixation locorégionale précédant les signes radiologiques.*
***** Évocatrice si montre un hyposignal T1 et un hypersignal T2 de l'os médullaire.*

QUESTION N° 8 — **10** *points*

Mise au repos du segment douloureux	3
Traitement antalgique symptomatique adapté à l'intensité de la douleur : • classe I ou II voire III selon l'OMS • anti-inflammatoires *per os* en l'absence de contre-indication	3
Prise en charge kinésithérapique avec respect absolu de la douleur*	3
En cas d'échec** : calcitonine par injection sous-cutanée ou biphosphonates	1

Les objectifs de la prise en charge sont de lutter contre la douleur et contre les troubles trophiques.
** Mobilisation passive, massages de drainage lymphatique et vasculaire, bains écossais.*
*** Infiltrations de dérivés cortisoniques et blocs locorégionaux sont parfois réalisés.*

OBJECTIFS PÉDAGOGIQUES

Objectif principal :

N° 133 : Accidents vasculaires cérébraux.

Objectifs secondaires :

N° 5 : Indications et stratégies d'utilisation des principaux examens d'imagerie.

N° 49 : Évaluation clinique et fonctionnelle d'un handicap moteur, cognitif ou sensoriel.

N° 50 : Complications de l'immobilité et du décubitus. Prévention et prise en charge.

N° 53 : Principales techniques de rééducation et de réadaptation. Savoir prescrire la massokinésithérapie et l'orthophonie.

N° 221 : Algodystrophie.

DIFFICULTÉ

2/3

CAS CLINIQUE N° 3

Vous voyez en consultation Melle C., âgée de 28 ans, pour des troubles de la marche. L'histoire a commencé il y a 4 jours par des fourmillements ayant débuté au niveau des deux pieds, accompagnés de douleurs à type de brûlures. Depuis 2 jours, les symptômes sont remontés jusqu'aux genoux et s'accompagnent d'une gêne à la marche avec « accrochage » des pieds, notamment lors de la montée des escaliers.

Il y a 3 semaines, Mlle C. a présenté pendant 4 jours de la fièvre à 38,5 °C contemporaine d'une diarrhée, étiquetée « gastroentérite », résolutive spontanément sous traitement symptomatique.

L'examen clinique révèle : poids = 55 kg, taille = 160 cm, température = 37,5 °C. TA allongée = 140/70 mmHg, debout = 120/65 mmHg. Auscultation cardiopulmonaire sans anomalie. Fréquence respiratoire à 20/min. Déficit moteur modéré symétrique des deux membres inférieurs, avec signe du tabouret et déficit des deux quadriceps à 3/5. Trophicité musculaire normale. Pas de déficit moteur aux membres supérieurs. Hypoesthésie vibratoire et articulaire aux quatre membres. « Pique/touche » altéré aux membres inférieurs. Abolition des réflexes ostéotendineux aux quatre membres. Vous notez une instabilité à la station debout, avec des oscillations multidirectionnelles, se majorant à la fermeture des yeux, sans élargissement du polygone de sustentation. Le reste de l'examen est normal. Il n'y a aucun trouble sphinctérien ni de signe méningé. La conscience est normale.

Questions

QUESTION N° 1

Quel est le premier diagnostic que vous évoquez et sur quels arguments ?

QUESTION N° 2

Quels sont les deux examens utiles à la confirmation du diagnostic et quels en sont les résultats attendus ?

QUESTION N° 3

Lors de l'examen clinique aux urgences, la patiente a ressenti une vive sensation d'anxiété suivie immédiatement d'une lipothymie avec vomissement, pâleur, sueurs généralisées, bradycardie à 48/min et tension à 90/65 mmHg. Quelle complication de l'affection cet épisode aigu fait-il redouter ? Quel élément de surveillance doit alors être mis en place pour détecter cette complication ?

QUESTION N° 4

Si vous aviez la notion d'une lésion cutanée de la jambe gauche à type de placard érythémateux d'évolution centrifuge sur quelques jours au moment de l'épisode fébrile, qu'aurait-il fallu évoquer ? Comment auriez-vous pu établir le diagnostic ?

QUESTION N° 5

Finalement, aucune étiologie à l'affection neurologique n'est identifiée. Il s'agit donc d'une forme dite idiopathique. Décrivez les grands principes de votre prise en charge thérapeutique (sans la surveillance).

QUESTION N° 6

Quel est le mode évolutif habituel de cette affection neurologique ? Quel est le taux de mortalité dans cette affection et quelle en est la principale cause ?

QUESTION N° 7

Une semaine plus tard, le déficit moteur s'est nettement aggravé : la patiente est paraplégique et il existe de façon plus modérée une atteinte des membres supérieurs. Vous êtes appelé en urgence à son chevet car elle présente une dyspnée et des « palpitations ». Mlle C. est polypnéique et discrètement cyanosée. L'auscultation bronchopulmonaire est normale. La TA est à 140/85, le rythme cardiaque est de 110/min. L'ECG met en évidence uniquement une tachycardie sinusale. La gazométrie artérielle retrouve les valeurs suivantes : PaO_2 = 70 mmHg, $PaCO_2$ = 29 mmHg. La radiographie pulmonaire retrouve une surélévation de la coupole diaphragmatique gauche et une possible distension de l'artère pulmonaire homolatérale. Quel diagnostic évoquez-vous en première intention ?

QUESTION N° 8

Quels examens paracliniques pourraient vous être utiles pour confirmer votre diagnostic ?

QUESTION N° 9

Quelle(s) autre(s) cause(s) de dyspnée aiguë aurai(en)t pu être évoquée(s) chez cette patiente ?

Réponses

QUESTION N° 1 — 16 *points*

Polyradiculonévrite aiguë idiopathique ou syndrome de Guillain-Barré 7

en phase d'extension 1

Évoquée devant :
- atteinte périphérique (ou neurogène) 3
- atteinte sensitive (subjective* et objective**), motrice et aréflexie
- bilatérale et symétrique 2
- d'évolution ascendante, avec atteinte proximale*** 2
- d'apparition aiguë et rapidement progressive 1
- avec atteinte végétative dysautonomique : hypotension orthostatique
- avec absence de troubles sphinctériens, de signes centraux, d'amyotrophie
- sur un terrain classique : femme jeune
- avec un facteur déclenchant ou étiologique probable****

** Paresthésies et causalgies.*
*** Hypoesthésie épicritique, hypopallesthésique et hypoarthrokinesthésique.*
**** Déficit quadricipital.*
***** Épisode infectieux digestif précédant le début des troubles neurologiques.*

QUESTION N° 2 — 16 *points*

Ponction lombaire pour analyse du LCR : 2
- aspect macroscopique : LCR clair
- cytologie normale ou discrète pléiocytose*
- chimie : protéinorachie élevée**
- glycorachie normale
- dissociation albuminocytologique évocatrice du diagnostic 4
- bactériologie : examen direct et cultures stériles

Une ponction lombaire normale n'élimine pas le diagnostic 2

surtout si faite précocement

Électromyogramme 3

de stimulation-détection des quatre membres :
- normal si fait trop précocement 2
- montre des signes de neuropathie démyélinisante segmentaire 2
- diminution des vitesses de conduction sensitives et motrices
- allongement des latences distales
- augmentation de la latence des ondes F 1
- blocs de conduction, le plus souvent proximaux
- détection : en général normale***
- intérêt pronostique : atteinte axonale**** péjorative

** Inférieure à 10 éléments/mm³. Une réaction cellulaire élevée doit faire évoquer le diagnostic de polyradiculonévrite symptomatique (VIH, Lyme, lupus, lymphome...).*
*** Supérieure à 0,4 g/L, souvent supérieure à 1 g/L.*
**** Absence de potentiel de fibrillation.*
***** Avec diminution de l'amplitude des potentiels.*

QUESTION N° 3 — **10** *points*

Dysautonomie	5
Mise en place d'un monitoring cardiotensionnel permanent	5

QUESTION N° 4 — **10** *points*

Polyradiculonévrite aiguë secondaire à la maladie de Lyme*	5
en phase secondaire	
Recherche à l'interrogatoire d'un contage (morsure de tique)	
Recherche à l'examen d'autres signes évocateurs de la maladie de Lyme**	
Ponction lombaire pour analyse du LCR, retrouvant :	
• une méningite lymphocytaire	2
• une normo ou hypoglycorachie	
Sérologie de la maladie de Lyme dans le sang et dans le LCR	3

* *Infection par* Borrelia burgdorferi.
*** Arthrite, troubles de la conduction cardiaque avec bloc auriculoventriculaire, péricardite.*

QUESTION N° 5 — **10** *points*

Traitement spécifique à visée étiopathogénique de la polyradiculonévrite aiguë :	1
• plasmaphérèses	2
• et/ou immunoglobulines intraveineuses	2
Traitement symptomatique et préventif des complications :	
• prévention des complications thromboemboliques	3
• kinésithérapie respiratoire et motrice	2
• soins de nursing	

QUESTION N° 6 — **10** *points*

Classiquement, évolution en 3 phases :	5
• phase d'installation des troubles inférieure à 1 mois	
• phase de plateau avec atteinte maximale durant environ 2-3 semaines	
• phase de récupération de plusieurs mois	
Mortalité d'environ 5 %	2
principalement par complications thromboemboliques (embolie pulmonaire)	3

QUESTION N° 7 — **8** *points*

Embolie pulmonaire, évoquée devant :	8
• terrain : patiente alitée paraplégique et atteinte d'un Guillain-Barré	
• clinique : dyspnée, tachycardie	
• ECG : tachycardie sinusale	
• gazométrie artérielle : hypoxie, hypocapnie	
• radiographie pulmonaire : ascension de l'hémicoupole et grosse artère pulmonaire	

QUESTION N° 8 **10 *points***

Angioscanner thoracique spiralé*	5
Scintigraphie pulmonaire de ventilation-perfusion**	2
Dosage des D-dimères***	1
Doppler veineux des membres inférieurs***	2
Échocardiographie surtout dans embolies pulmonaires graves	

** Peut être normal.*
*** Peu accessible en urgence et n'a de valeur diagnostique que si négative ou positive.*
**** Valeur prédictive positive du diagnostic d'embolie pulmonaire mais ne fait pas le diagnostic.*

QUESTION N° 9 **10 *points***

Atteinte de la commande nerveuse des muscles respiratoires intercostaux*	5
Pneumopathie d'inhalation**	5

** Hypercapnie sur les GDS dans ce cas.*
*** Sur troubles de déglutition, auscultation anormale (ronchi, sibilants) et hypocapnie aux GDS.*

OBJECTIFS PÉDAGOGIQUES

Objectif principal :
N° 122 : Polyradiculonévrite aiguë inflammatoire (syndrome de Guillain-Barré).

Objectifs secondaires :
N° 50 : Complications de l'immobilité et du décubitus. Prévention et prise en charge.

N° 135 : Thrombose veineuse profonde et embolie pulmonaire.

N° 175 : Prescription et surveillance d'un traitement antithrombotique.

N° 192 : Déficit neurologique récent.

N° 198 : Dyspnée aiguë et chronique.

N° 209 : Malaise, perte de connaissance, crise comitiale chez l'adulte.

N° 301 : Déficit moteur et/ou sensitif des membres.

DIFFICULTÉ

2/3

CAS CLINIQUE N° 4

Monsieur D., 55 ans, est adressé en urgence à l'hôpital pour des troubles de concentration et du comportement.

Ce patient présente comme antécédents essentiels un diabète non insulinodépendant diagnostiqué il y a 4 ans et traité par un régime hypoglucidique et un traitement par Glucophage® (metformine), une hypertension artérielle sous Modurétic® (amiloride) et une cure chirurgicale de hernie inguinale il y a 5 ans. Le patient a présenté dans l'enfance deux épisodes de convulsions fébriles non compliquées. Il présente un tabagisme estimé à 20 paquets-année et une consommation de 5 verres de vin rouge par jour.

Il exerce la profession de comptable. Il prenait un traitement par Lexomil® (bromazépam) pour des insomnies, interrompu il y a 2 semaines.

Le patient est également suivi pour un « prostatisme », à l'origine d'une dysurie traitée par Xatral® (alfusozine).

Alors que vous n'avez pas encore eu le temps de l'examiner, le patient présente un « malaise » qui débute par une rotation de la tête et des yeux vers la gauche, puis survient une élévation du bras gauche qui se porte en élévation et abduction. Le patient, conscient, répète la même syllabe « tatatata... », puis surviennent dans un deuxième temps des contractions rythmiques du bras gauche. Le malaise dure environ 50 secondes. À son issue, le patient se dit un peu fatigué et vous décrit son malaise.

En fait, vous apprenez qu'il a déjà eu 4 épisodes de ce type depuis une semaine.

Questions

QUESTION N° 1

Pensez-vous que les antécédents de convulsions fébriles puissent expliquer les troubles actuels de M. D. ? Justifiez.

QUESTION N° 2

Vous reprenez l'interrogatoire et le motif de consultation initial. Depuis 2 semaines environ, M. D. présente des troubles attentionnels à type de défaut de concentration avec une tendance inhabituelle à la somnolence. Par ailleurs, Mme D. a noté une modification du caractère de son mari, qui est devenu progressivement irritable, avec tendance à la désinhibition comportementale. Il se serait par ailleurs plaint à plusieurs reprises de céphalées matinales inhabituelles, ne cédant pas au traitement antalgique (paracétamol).

Vous réalisez enfin l'examen clinique : poids = 85 kg, TA = 150/70 mmHg, pouls à 60/min, température à 37,5 °C. Le patient est somnolent et discrètement désorienté dans le temps et l'espace. L'examen cardiovasculaire est sans anomalie. L'examen neurologique montre des réflexes ostéotendineux tous présents, mais plus vifs, polycinétiques et diffusants dans l'hémicorps gauche. Le réflexe cutanéoplantaire est en flexion à droite et en extension à gauche. Vous notez une discrète chute du membre supérieur gauche à la manœuvre de Barré associée à une paralysie faciale centrale gauche, non remarquée par le patient. Il existe une héminégligence gauche. Alors que vous testez sa force musculaire, le patient s'agrippe à vos mains sans que vous ne lui ayez demandé. Il existe par ailleurs un réflexe nasopalpébral inépuisable et un réflexe palmomentonnier.

Alors que vous vous remontez les manches pour vous laver les mains après l'avoir examiné, vous remarquez que le patient effectue la même manœuvre. À l'examen de l'oculomotricité, vous retenez une limitation de l'abduction de l'œil droit responsable d'une diplopie horizontale binoculaire. Le patient ne paraît pas se plaindre de ces troubles.

Faites l'analyse syndromique de ce tableau clinique (en dehors du malaise).

QUESTION N° 3

Un scanner cérébral sans injection de produit de contraste est réalisé. Il montre une lésion hypodense arrondie unique, globalement nodulaire de 5 cm sur 5 cm de diamètre, avec une hypodensité mal limitée en doigts de gants autour de la lésion. D'après la sémiologie, où localiseriez-vous cette lésion cérébrale ? Quel(s) diagnostic(s) peut (peuvent) être discuté(s) chez ce patient ?

QUESTION N° 4

Qu'allez-vous rechercher à l'examen clinique à visée étiologique ? Justifiez.

QUESTION N° 5

Votre examen clinique ainsi que les examens biologiques et les radiographies standard n'ont pas été contributifs. Quel examen d'imagerie, non invasif, envisagez-vous de réaliser à visée étiologique ? Quelle précaution devez-vous prendre chez M. D. ?

QUESTION N° 6

Alors que vous poursuivez votre démarche à visée étiologique, le patient présente deux épisodes de vomissements en jet et se plaint maintenant d'un flou visuel. Décrivez les principes de votre prise en charge médicale thérapeutique symptomatique dans le cadre de l'urgence.

QUESTION N° 7

Pourrait-on proposer une intervention neurochirurgicale ? Si oui, à quelle(s) condition(s) ?

Réponses

QUESTION N° 1

15 points

Non 5

Probable association fortuite car crises hyperthermiques prolongées compliquées,

responsables d'épilepsies temporales internes par sclérose hippocampique 5

Or ici sémiologie de la crise évocatrice d'une origine frontale* : 5
- pas d'aura végétative inaugurale
- crises brèves**
- pas de confusion postcritique

** Crises partielles simples* versus *complexes dans les crises temporales. Activité tonicoclonique tardive avec propagation à la région motrice primaire.*
*** Inférieure à 1 minute.*
L'âge de début est également tardif pour une manifestation d'une sclérose hippocampique.
Sémiologie de crise partielle motrice simple évoquant sur le terrain une origine lésionnelle localisée à l'AMS (aire motrice supplémentaire) droite.

QUESTION N° 2

20 points

Syndrome d'hypertension intracrânienne : 5
- troubles de la vigilance (somnolence)
- céphalées matinales résistantes aux antalgiques
- paralysie oculomotrice évocatrice d'une atteinte non localisatrice du nerf VI

Syndrome frontal : 5
- troubles du comportement à type de désinhibition et irritabilité
- troubles de l'attention
- libération des réflexes archaïques*
- *grasping*
- comportement d'imitation

Syndrome d'Anton Babinski : 5
- anosognosie
- anosodiaphorie gauche
- héminégligence gauche

Syndrome pyramidal hémicorporel gauche : 3
- déficit moteur du membre supérieur gauche
- paralysie faciale gauche centrale
- hyper-réflexivité ostéotendineuse hémicorporelle gauche
- signe de Babinski à gauche

Syndrome confusionnel : 2
- fluctuations de l'état de vigilance
- troubles de l'attention
- désorientation temporospatiale

** Nasopalpébral inépuisable, palmomentonnier.*

QUESTION N° 3 — **20 points**

Tableau syndromique évocateur d'un processus expansif : 4
- hémisphérique droit 3
- ou frontal droit 3

Tumeur gliale (ou primitive) de haut grade* 4

Tumeur secondaire : métastase** 4

Abcès cérébral 2

** Glioblastome, oligodendrogliome anaplasique...*
*** Unique ou multiples.*

QUESTION N° 4 — **10 points**

Recherche d'une localisation primitive : 5
- pulmonaire*
- rectocolique**
- mélanome cutané ou muqueux
- recherche d'adénopathies métastatiques***

Recherche d'arguments en faveur d'un abcès cérébral : 5
- fièvre et/ou sueurs
- foyers infectieux ORL ou dentaires
- signes d'endocardite infectieuse****
- terrain favorable*****

** Signes fonctionnels (toux, hémoptysie), dyspnée, hippocratisme digital.*
*** Troubles du transit, lésion palpée au toucher rectal.*
**** Hépatomégalie, douleurs osseuses...*
***** Souffle cardiaque, fièvre et signes cutanés.*
****** Toxicomanie intraveineuse, immunodépression.*

QUESTION N° 5 — **10 points**

Scanner thoracoabdominopelvien 5

avec et sans injection de produit de contraste iodé

Arrêt de la metformine 48 heures avant le scanner injecté 5

Surveillance du ionogramme sanguin*

** Risque d'acidose lactique.*

QUESTION N° 6 — **15 points**

Hospitalisation en urgence à proximité d'un service de réanimation

Pose d'une voie veineuse périphérique et d'une sonde nasogastrique si vomissements

Mise en route d'une ventilation assistée si nécessaire

Traitement symptomatique de l'hypertension intracrânienne :
- surélévation à 30° de la tête et restriction des apports hydriques 2
- traitement antiœdémateux : 5
  - Mannitol® intraveineux* 2
  - et/ou corticothérapie intraveineuse** 1

Traitement préventif des récidives comitiales : 3
- couverture anticomitiale par benzodiazépine*** 2
- et mise en place d'un traitement anticomitial au long cours

Traitement préventif des complications du décubitus

Kinésithérapie motrice : mobilisation passive et active du bras gauche parétique

Soutien psychologique du patient et de son épouse

** Avec surveillance du ionogramme sanguin.*
*** En l'absence d'arguments pour un abcès cérébral ou un lymphome.*
**** Par exemple, clobazam (Urbanyl®)* per os *: 0,5 mg/kg/j.*

QUESTION N° 7 — **10** *points*

Oui : 1
- pour proposer une réduction de la masse tumorale et traiter l'HTIC : 3
  - à condition que la lésion soit accessible 1
  - et que le risque fonctionnel soit modéré 1
- si le bilan d'extension* et la recherche d'un primitif sont négatifs** :
- abord chirurgical nécessaire pour le diagnostic anatomopathologique de la lésion 2
- si le bilan d'extension* et/ou la recherche d'une lésion primitive sont positifs :
  - seulement si la lésion cérébrale est unique 1
  - et menace le pronostic neurologique et/ou visuel et/ou vital*** 1

** Y compris multiplicité des lésions cérébrales.*
*** Lésion(s) cérébrale(s) isolée(s).*
**** Notamment en l'absence de réponse au traitement antiœdémateux.*

OBJECTIFS PÉDAGOGIQUES

Objectif principal :
N° 146 : Tumeurs intracrâniennes.

Objectifs secondaires :
N° 188 : Céphalée aiguë et chronique.

N° 192 : Déficit neurologique récent.

N° 199 : État confusionnel et trouble de conscience.

N° 209 : Malaise, perte de connaissance, crise comitiale chez l'adulte.

N° 235 : Épilepsie de l'enfant et de l'adulte.

N° 301 : Déficit moteur et/ou sensitif des membres.

N° 326 : Paralysie faciale.

DIFFICULTÉ

2/3

CAS CLINIQUE N° 5

Monsieur E., âgé de 32 ans, sans antécédent médical particulier, se présente aux urgences vers 15 heures en raison de la survenue depuis la veille au soir de céphalées diffuses, en casque, non soulagées par le paracétamol. Le patient a présenté deux épisodes de vomissements.

Questions

QUESTION N° 1

Quelles sont les données de l'interrogatoire qui pourraient vous orienter vers une crise migraineuse et celles qui à l'inverse vous inciteraient à rechercher en urgence une autre étiologie à cette céphalée ?

QUESTION N° 2

En fait, le patient rapporte une fièvre à 38 °C depuis 24 heures, associée à des troubles de concentration et à une insomnie nocturne contrastant avec un certain degré d'agitation la journée.

Ce matin, M. E. a présenté un épisode curieux de perte de contact relaté par sa femme. Le début a été brutal. Le patient paraissait comme « absent », ne répondant pas aux questions. Il « mâchonnait » et avait son bras droit contracté. L'épisode aurait duré entre 1 et 2 minutes, avec un retour rapide à un état de conscience normal.

L'examen clinique vous révèle : température = 39,3 °C, pouls à 98/min, pression artérielle à 110/70 mmHg. Auscultation cardiovasculaire sans anomalie.

Le patient est par moment somnolent, discrètement désorienté dans le temps et dans l'espace. Vous notez un discret manque de mots et quelques troubles mnésiques avec des difficultés à se rappeler l'âge de ses enfants. Il est manifestement gêné par la lumière de la lampe que vous utilisez pour examiner ses pupilles (symétriques, intermédiaires et réactives). Vous notez une résistance à la flexion de la nuque. Vous retrouvez une quadranopsie latérale homonyme supérieure droite. Les réflexes ostéotendineux sont tous présents, normaux et symétriques. Il n'y a pas de déficit sensitivomoteur.

Faites l'analyse syndromique de ce tableau clinique. Quelle topographie lésionnelle neurologique pouvez-vous suspecter ? Quel diagnostic étiologique vous semble devoir être évoqué en premier lieu ?

QUESTION N° 3

Quel est le premier examen paraclinique que vous réalisez ? Pourquoi réalisez-vous cet examen ?

QUESTION N° 4

Des examens biologiques et radiologiques ont été réalisés. Parmi eux, seuls l'analyse cytochimique du LCR et le dosage de la protéine C réactive (CRP) sont anormaux. La cytorachie comporte 50 éléments blancs par mm^3 de nature lymphocytaire et moins de 2 éléments rouges par mm^3, avec une protéinorachie à 1 g/L et une glycorachie à 3,5 mmol/L (glycémie à 5,5 mmol/L). La CRP est dosée à 150 mg/L. Donnez les grands principes de votre traitement dans les premières heures de la prise en charge.

QUESTION N° 5

Alors que vous instaurez le traitement étiologique, l'état clinique du patient devient préoccupant... Les malaises tels que décrits plus haut se répètent à trois reprises en une heure puis, dans l'heure suivante, il présente à quatre reprises les mêmes malaises suivis immédiatement de perte de connaissance avec secousses musculaires des quatre membres de 5 à 10 minutes. Il reste très confus entre chaque épisode. Quel est votre diagnostic pour cette complication de l'affection sous-jacente ? Décrivez votre prise en charge médicamenteuse immédiate.

QUESTION N° 6

Votre hypothèse diagnostique étiologique principale a été confirmée par un examen de biologie moléculaire réalisé en routine sur le LCR. Lequel ?

QUESTION N° 7

Grâce à vos bons soins, M. E. s'améliore. Le lendemain, sa femme vous interroge. Quels sont les risques évolutifs de l'affection dont il est atteint ?

Réponses

QUESTION N° 1 **25** *points*

En faveur de la migraine :
- antécédents personnels d'épisodes similaires : 5
  - caractère répétitif des accès céphalalgiques*
  - séparés d'intervalles libres sans céphalées
- localisation : hémicrânies alternantes 3
- type : pulsatile
- accentuation lors des efforts physiques
- gêne dans les activités de la vie quotidienne
- mode d'installation : rapide mais non brutal** 4
- durée : 4 à 72 heures
- fréquence : souvent 1 à 3 crises/mois
- signes d'accompagnement : nausées/vomissements, photo/phonophobie
- facteurs déclenchants : alimentaires, stress, odeur, changement de tout ordre
- aura éventuelle***

Contre la migraine :
- céphalée d'installation brutale et d'emblée maximale 3
- signes d'hypertension intracrânienne : 4
- troubles de conscience, troubles visuels (baisse d'acuité visuelle, diplopie)
- facteurs déclenchants à type de traumatisme crânien ou cervical
- signes neurologiques focalisés persistant pendant la céphalée ou intercritiques 4
- notion de fièvre 2
- crise comitiale
- contexte évocateur d'une céphalée symptomatique****

** Au moins 5 attaques du même type.*
*** Parfois précédée de prodromes (asthénie, troubles de l'humeur).*
**** Manifestations neurologiques focalisées (visuelle, sensitive, phasique) évoluant progressivement sur quelques minutes (< 1 heure), transitoires, régressant sans séquelles avant le début de la céphalée.*
***** Contexte d'altération de l'état général, contexte de retour de voyage d'outre-mer, pathologie associée (hypertension artérielle), prise de toxique ou médicamenteuse, contexte d'immunodépression.*

QUESTION N° 2 **20** *points*

Syndrome méningé : 3

céphalées, raideur de nuque, vomissements, photophobie

Syndrome confusionnel : 3
- altération aiguë de la vigilance et de l'attention
- troubles du rythme nycthéméral
- désorientation temporospatiale
- troubles mnésiques

Syndrome fébrile ou infectieux : 3

fièvre, tachycardie, sueurs

Syndrome encéphalitique : 3
- crise d'épilepsie partielle complexe

- troubles phasiques
- troubles mnésiques
- anomalie campimétrique à type de quadranopsie

Lésion temporale gauche probable suspectée devant: 3
- les troubles phasiques
- la quadranopsie supérieure droite
- la crise partielle complexe d'allure temporale interne gauche*

Donc tableau de méningo-encéphalite** infectieuse, faisant évoquer en premier lieu une méningo-encéphalite herpétique............ 5

** Mâchonnement, hypertonie du membre supérieur droit, durée de 1 à 2 minutes.*
*** D'autres origines infectieuses peuvent être évoquées :*
- *virale : entérovirus, CMV, EBV, VZV, HIV ;*
- *bactérienne : tuberculose, autres mycobactéries,* Listeria monocytogenes, *borréliose de Lyme, staphylocoques,* Haemophilus, *entérobactéries (rare) ;*
- *fungique : cryptococcose, candidose, aspergillose ;*
- *parasitaire : neuropaludisme et toxoplasmose.*

Le tableau est également compatible avec un abcès (temporal gauche) et une réaction méningée secondaire, compliquant une endocardite infectieuse, par exemple.
Le tableau de méningo-encéphalite peut en outre faire évoquer une atteinte neurologique d'une maladie systémique : neurolupus, neurosarcoïdose, neuro-Behçet, etc.

QUESTION N° 3 — 10 points

En première intention (et avant la ponction lombaire):
- scanner cérébral sans et avec injection de produit de contraste iodé............ 5
- pour éliminer un effet de masse qui pourrait contre-indiquer la ponction lombaire............ 5

En cas d'encéphalite herpétique, nous devrions trouver:
- une hypodensité des régions temporo-insulaires et frontales gauche
- prenant le contraste après injection et avec œdème périlésionnel
- ± signes d'engagement

Une IRM encéphalique de première intention est également possible, mais souvent moins accessible. Si proposée, la cotation est identique.

QUESTION N° 4 — 15 points

Hospitalisation en urgence à proximité d'un service de réanimation............ 4

Dès la ponction lombaire réalisée et sans en attendre les résultats:
- instauration du traitement étiologique probabiliste à visée antiherpétique et anti-*Listeria*............ 5
- à bonne diffusion méningée, adapté secondairement aux résultats de l'analyse du LCR:
  - aciclovir (Zovirax®)*: 15 mg/kg/8 h en perfusion lente intraveineuse............ 3
  - ampicilline ou amoxicilline
  - associées à la gentamycine (Gentalline®) en perfusions intraveineuses**

Traitement symptomatique:
- traitement antiœdémateux cérébral: Mannitol® en perfusion intraveineuse
- traitement antalgique et antipyrétique: paracétamol
- traitement anticomitial

Kinésithérapie motrice et respiratoire et prévention des complications du décubitus

Surveillance clinique (constantes vitales) et neurologique (vigilance) rapprochées 3

Surveillance paraclinique :
- ionogramme sanguin (créatinémie), protéine C réactive
- scanner cérébral et contrôle du LCR par ponction lombaire

** Pendant au moins 3 semaines si le diagnostic est confirmé.*
*** Double antibiothérapie interrompue une fois les résultats bactériologiques obtenus.*

QUESTION N° 5 — 20 points

État de mal convulsif partiel secondairement généralisé 5

En urgence, en 1re ligne : 4
- diazépam (Valium®) : 10 mg en intraveineuse lente*
- ou clonazépam (Rivotril®) : 1 mg en intraveineuse lente*
- ou clobazam (Urbanyl®) : 1 mg/kg par la sonde nasogastrique*

Si efficace : relais par clonazépam au pousse-seringue électrique

Si inefficace après 20 minutes : réitérer 10 mg de diazépam** 3

ou 1 mg de clonazépam**

Si échec, en 2e ligne, Prodilantin®, 20 mg/kg (équivalent de phénytoïne) : 3
- en intraveineux sur 20 minutes
- sous monitorage cardiotensionnel continu

Si échec, en 3e ligne, phénobarbital (Gardénal®), 20 mg/kg 3

en intraveineux sur 30 minutes

Si échec : discuter l'indication d'anesthésie générale et de poursuite de la réanimation

Surveillance neurologique et générale 2

** Un des trois traitements par benzodiazépines de première ligne à proposer.*
*** Un des deux traitements à proposer.*

QUESTION N° 6 — 3 points

PCR herpès réalisée dans le LCR 3

La mise en évidence dans le LCR d'une réplication virale par amplification génique ou Polymerase Chain Reaction *(PCR) portant sur le gène de réplication du virus peut être obtenue dans les 24-72 premières heures. Si la PCR herpès est négative, le traitement peut être suspendu s'il avait été prescrit sans argument formel (par exemple, syndrome confusionnel fébrile chez un sujet jeune). La sensibilité est proche de 100 % (on peut donc sans crainte arrêter le traitement).*

QUESTION N° 7 *7 points*

Mortalité de l'encéphalite herpétique élevée* 3

par engagement temporal et/ou central

Risques élevés de séquelles en cas de retard de prise en charge thérapeutique : 2
- épilepsie séquellaire
- déficit sensitivomoteur
- troubles phasiques
- troubles mnésiques, par exemple de type syndrome de Korsakoff
- troubles du comportement de type syndrome de Klüver-Bucy 2
- syndrome démentiel

** Environ de 80 % si non traitée et environ de 20 % si traitée.*

OBJECTIFS PÉDAGOGIQUES

Objectif principal :
N° 96 : Méningites infectieuses et méningo-encéphalites chez l'enfant et chez l'adulte.

Objectifs secondaires :
N° 188 : Céphalée aiguë et chronique.

N° 192 : Déficit neurologique récent.

N° 199 : État confusionnel et trouble de conscience.

N° 235 : Épilepsie de l'enfant et de l'adulte.

N° 262 : Migraine et algies de la face.

DIFFICULTÉ

2/3

CAS CLINIQUE N° 6

Monsieur F., âgé de 53 ans, consulte aux urgences pour troubles psychiques d'installation rapide.

Ses principaux antécédents sont une myocardiopathie dilatée d'étiologie imprécise, une pancréatite aiguë il y a 10 ans. Il a perdu 11 kilos en 4 ans car il souffre depuis 4 ans de douleurs épigastriques aggravées par les repas.

Il est accompagné de son épouse et de ses enfants qui vous signalent depuis 3 jours des propos de plus en plus incohérents et une tendance à la somnolence par moments.

Durant l'examen clinique, le patient est calme mais il vous paraît un peu perplexe. Il ne comprend pas pourquoi il est ici. Il est incapable de vous donner la date et le lieu et il appelle sa femme par le prénom de sa fille à trois reprises pendant l'interrogatoire.

Sa tension artérielle est à 120/60 mmHg, son pouls à 70/min et sa fréquence respiratoire à 10/min. Sa température corporelle est de 36,7 °C.

Vous palpez une hépatomégalie à deux travers de doigts et à débord inférieur mousse. Vous notez des lésions cutanées en étoiles de quelques millimètres s'effaçant à la vitropression.

La motricité est normale. Les réflexes ostéotendineux sont absents aux membres inférieurs. La sensibilité est atteinte à tous les modes aux membres inférieurs surtout en distalité. La station debout est précaire avec un élargissement du polygone de sustentation et des embardées. La position pieds joints ne peut être maintenue. Vous remarquez une ecchymose frontale gauche jaunâtre séquellaire d'une chute survenue il y a 3 semaines.

Questions

QUESTION N° 1

Faites l'analyse syndromique de l'observation.

QUESTION N° 2

L'épouse du patient vous apporte plusieurs boîtes de médicaments (Lexomil® : bromazépam, et Témesta® : lorazépam) largement entamées, retrouvées dans les affaires de son mari. Elle explique qu'il a consommé ces médicaments dans les trois derniers jours car « il ne se sentait pas bien » et se plaignait de céphalées. Quel diagnostic suspectez-vous alors ? Justifiez.

QUESTION N° 3

Quel test diagnostique et thérapeutique pouvez-vous réaliser pour confirmer votre suspicion diagnostique et de quelle façon ?

QUESTION N° 4

Immédiatement après votre test, l'état de vigilance du patient s'améliore partiellement. Vous le gardez donc en surveillance et, 4 heures plus tard, vous êtes appelé pour une aggravation de son état de vigilance et l'apparition d'une hémiparésie gauche incluant la face, modérée. Quel diagnostic urgent doit être éliminé et par quel examen ? Explicitez votre raisonnement diagnostique.

QUESTION N° 5

Parmi les examens demandés, un scanner est réalisé *(fig. 1)*. Interprétez-le. Quelle prise en charge thérapeutique proposez-vous ?

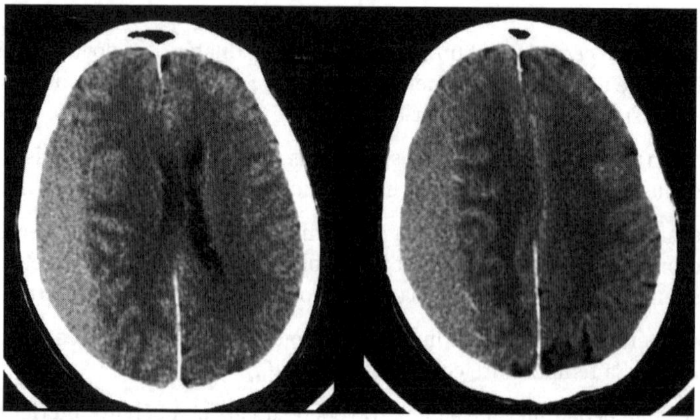

Figure 1

QUESTION N° 6

Le patient a été traité. La vigilance s'est rapidement améliorée et l'hémiparésie a disparu. Quarante-huit heures plus tard, vous êtes appelé à son chevet car il présente de nouveau des troubles psychiques d'installation brutale. Vous constatez une altération de la vigilance avec fluctuation de l'attention et une désorientation temporospatiale. Il existe également une hypertonie oppositionnelle, une dysmétrie à l'épreuve doigt-nez, un nystagmus horizontal et une paralysie bilatérale du VI. Le patient était réhydraté par 1,5 L/24 h d'Osmotan® à 5 % depuis 2 jours. Il n'y a pas de signes cliniques de déshydratation. Sa température corporelle est à 36,7 °C. Un nouveau scanner est réalisé et est interprété comme normal dans le contexte par le radiologue. Votre collègue interne évoque un syndrome de sevrage alcoolique et vous suggère une simple sédation. Qu'en pensez-vous ? Quel diagnostic suspectez-vous devant ce tableau neurologique ? Justifiez.

QUESTION N° 7

Quelle est votre attitude diagnostique ?

QUESTION N° 8

Décrivez les principes de votre prise en charge thérapeutique immédiate ?

QUESTION N° 9

Quelle complication neurologique particulière, à long terme, redoutez-vous chez ce patient ?

Réponses

QUESTION N° 1 — 16 points

Syndrome confusionnel: 3
- installation en quelques jours
- troubles de l'attention
- désorientation temporospatiale
- troubles de la vigilance variables au cours de la journée
- langage incohérent
- humeur marquée par un état de perplexité

Syndrome cérébelleux statique: 3

démarche avec embardées et élargissement du polygone de sustentation

Syndrome neurogène périphérique: 5

abolition des réflexes et déficit sensitif de type polynévrite*

Syndrome d'insuffisance hépatocellulaire: angiome stellaire 3

Suspicion d'alcoolisme: 2
- myocardiopathie dilatée
- antécédents de pancréatite
- hépatomégalie et probable insuffisance hépatocellulaire
- polynévrite sensitive des membres inférieurs

Probable dénutrition dans un contexte d'anorexie: amaigrissement

** Bilatéral, symétrique et à prédominance distale.*

QUESTION N° 2 — 10 points

Intoxication aux benzodiazépines car: 5
- syndrome confusionnel
- signes d'imprégnation aux benzodiazépines: 5
  - syndrome cérébelleux
  - hypothermie
  - bradypnée
  - hypotonie

QUESTION N° 3 — 10 points

Après avoir éliminé une intoxication mixte, ... 5

notamment avec des antidépresseurs tricycliques

Test diagnostique à l'Anexate® (flumazénil): 5
- par voie intraveineuse lente
- en commençant par une injection de 1 mg puis 0,1 mg/min
- en surveillant l'état de conscience, la fonction ventilatoire et l'état cardiorespiratoire: risque de syndrome de sevrage*

** Troubles digestifs, angoisse, crise comitiale, palpitations et tremblements.*

QUESTION N° 4 **10 points**

Hématome sous-dural, à éliminer en urgence par une imagerie cérébrale :

scanner cérébral sans injection de produit de contraste 5

Car apparition rapidement progressive d'une confusion

et de signes neurologiques focaux 3

Notion d'un traumatisme crânien récent chez un probable éthylique 2

avec possibles complications hépatodigestives* : hépatomégalie, insuffisance hépatocellulaire, antécédent de pancréatite aiguë, probable pancréatite chronique à l'origine des douleurs et de l'amaigrissement

** Faisant redouter une insuffisance hépatocellulaire, associée à des troubles de la coagulation, et/ou une hypertension portale entraînant un hypersplénisme responsable d'une thrombopénie.*

QUESTION N° 5 **12 points**

Scanner cérébral sans injection de produit de contraste : ....

hématome sous-dural 5

hémisphérique droit : 2
- isodensité péricérébrale* hémisphérique droite
- avec effet de masse :
  - disparition des sillons hémisphériques droits
  - et asymétrie des ventricules latéraux aux dépens du ventricule droit

Prise en charge chirurgicale en urgence : 5

évacuation** de l'hématome et drainage externe de l'espace sous-dural droit

** Lentille biconcave isodense par rapport au parenchyme cérébral.*
*** Sous anesthésie locale ou générale, par deux trous de trépans élargis.*

QUESTION N° 6 **17 points**

Tableau non évocateur d'un *delirium tremens* car signes négatifs : 5
- absence d'hallucinations
- absence d'hyperthermie
- absence de déshydratation
- absence de tremblements

Tableau clinique surtout évocateur d'une encéphalopathie de Gayet-Wernicke car : 8
- syndrome confusionnel avec troubles du tonus, nystagmus
- paralysie oculomotrice et syndrome cérébelleux probable
- chez un éthylique chronique 4
- probablement dénutri
- perfusé par du glucosé sans supplémentation en vitamine B1

QUESTION N° 7 — **5 points**

En urgence, pour le diagnostic positif du déficit vitaminique:
- dosage de la vitamine B1 5
- et des vitamines B6, PP, B12, folates

QUESTION N° 8 — **16 points**

Dès les prélèvements effectués, vitaminothérapie par voie parentérale:

supplémentation de la carence vitaminique en B1* 5

Réhydratation et correction des troubles hydroélectrolytiques 5

par du sérum salé isotonique, à adapter à la clinique et au ionogramme sanguin

Poursuite du sevrage alcoolique 5

Prévention du *delirium tremens*** 1

Éviter les traitements hépatotoxiques

Surveillance clinique*** et paraclinique****

** Et supplémentation des autres déficits vitaminiques potentiels (B6, PP).*
*** Par benzodiazépine, en l'absence d'insuffisance hépatique sévère chez cet éthylique, sinon par anxiolytique de type méprobamate (Équanil®).*
**** État d'hydratation, poids, température, diurèse, tension artérielle, examen de l'oculomotricité, examen neuropsychologique.*
***** Ionogramme, numération sanguine, électroencéphalogramme.*

QUESTION N° 9 — **4 points**

Évolution vers un syndrome de Korsakoff 4

OBJECTIFS PÉDAGOGIQUES

Objectif principal:
N° 199: État confusionnel et trouble de conscience.

Objectifs secondaires:
N° 45: Addictions et conduites dopantes: épidémiologie, prévention, dépistage. Morbidité, comorbidité et complications. Prise en charge, traitements substitutifs et sevrage: alcool, tabac, psychoactifs et substances illicites.

N° 63: Confusion, dépression, démences chez le sujet âgé.

N° 214: Principales intoxications aiguës.

N° 265: Neuropathie périphérique.

N° 301: Déficit moteur et/ou sensitif des membres.

DIFFICULTÉ

3/3

CAS CLINIQUE N° 7

Mademoiselle G., une jeune femme de 28 ans, sans antécédent notable, consulte pour des troubles visuels.

Il y a 2 mois alors qu'elle effectuait un déménagement (5 étages sans ascenseur), elle a présenté un dédoublement de la vision avec chute de la paupière gauche ayant duré 2 heures. Par la suite, elle a présenté plusieurs épisodes similaires à la fin de ses cours d'aérobic. Ces signes sont variables d'un jour à l'autre. Ils sont maintenant accompagnés d'une faiblesse des deux bras lorsqu'elle se coiffe, notamment après ses cours de gym, surtout quand ceux-ci se déroulent en fin de journée. La patiente rapporte également des problèmes d'élocution et des troubles de déglutition, particulièrement marqués en fin de repas et après ses séances de sport. Globalement, elle se dit beaucoup moins endurante. Elle se fatigue vite et doit arrêter ses cours de gym régulièrement avant la fin, ce qui ne lui arrivait jamais il y a 6 mois. Elle se plaint par ailleurs d'une constipation opiniâtre et d'une frilosité inhabituelle depuis 6 mois.

L'examen clinique montre : tension artérielle à 130/70 mmHg, pouls à 45/min, température à 37 °C. L'auscultation cardiopulmonaire est normale. On note une paralysie oculomotrice complexe, avec déficit de la latéralité et de la verticalité et un ptosis gauche qui s'accentue quand on lui fait cligner des yeux plusieurs fois. Les réflexes photomoteurs sont normaux. L'élocution et la mastication sont normales. Le déficit moteur proximal des bras n'est pas présent au début de la consultation mais apparaît après que la patiente a reproduit devant vous les exercices de renforcement musculaire de son cours de gym. Le reste de l'examen neurologique est normal.

Questions

QUESTION N° 1

Concernant les symptômes neurologiques et le motif de consultation neurologique, quel diagnostic est le plus probable et pourquoi ?

QUESTION N° 2

Quelle autre maladie (non neurologique) doit être suspectée chez cette patiente ? Justifiez. Quels éléments cliniques supplémentaires allez-vous rechercher pour conforter votre hypothèse diagnostique ?

QUESTION N° 3

Concernant la maladie neurologique, quels signes de gravité sont présents dans l'observation et quels sont ceux que vous allez rechercher par l'interrogatoire ?

QUESTION N° 4

Précisez le mécanisme et le siège de l'atteinte au niveau des systèmes neurologique et musculaire de la maladie responsable des troubles visuels de Mlle G. ?

QUESTION N° 5

Quels examens et tests allez-vous réaliser pour en faire le diagnostic et qu'en attendez-vous ?

QUESTION N° 6

Vous avez posé le diagnostic. Quels autres examens utiles allez-vous réaliser pour compléter le bilan de la maladie neurologique ?

QUESTION N° 7

Après avoir annoncé le diagnostic neurologique à Mlle G., vous avez mis en place le traitement au cours d'une hospitalisation. Quelles informations est-il nécessaire de donner à la patiente ?

Réponses

QUESTION N° 1

15 points

Myasthénie généralisée : 10
- terrain : femme jeune ....
- atteinte de la motricité faciale, oculomotrice, pharyngolaryngée et squelettique
- intermittente 2
- s'aggravant ou apparaissant à l'effort 3
- et s'atténuant ou disparaissant au repos
- atteinte très évocatrice associant une diplopie et un ptosis
- respectant la motricité oculaire intrinsèque
- absence d'autres atteintes neurologiques associées

Les autres diagnostics envisageables sont : la sclérose en plaques avec atteinte du tronc cérébral (mais absence d'atteinte de type central), un processus expansif du tronc cérébral (mais absence d'atteinte intrinsèque de l'oculomotricité en faveur d'une compression extrinsèque), une myopathie oculopharyngée mitochondriale, par exemple de type syndrome de Kearns-Sayre (mais atteinte de la motricité squelettique).

QUESTION N° 2

15 points

Hypothyroïdie, évoquée devant : 8

la constipation opiniâtre, la fatigabilité générale, la bradycardie, la frilosité

Dans le contexte probable de myasthénie, sans doute d'étiologie dysimmunitaire : 2

maladie d'Hashimoto

On recherchera :
- une prise de poids 1
- une hypoacousie 1
- une infiltration myxœdémateuse 1
- des troubles phanériens* 1
- un goitre thyroïdien** 1
- une modification de la voix
- des myalgies
- un syndrome du canal carpien
- une aménorrhée ou une polyménorrhée

** Signe de la queue du sourcil.*
*** Ferme et hétérogène en faveur d'une thyroïdite d'Hashimoto.*

QUESTION N° 3

10 points

La patiente signale :
- des troubles de la déglutition 3
- des troubles de la phonation 3

On fera préciser les troubles de déglutition, à la recherche de fausses routes	2
On recherchera des troubles respiratoires à type de dyspnée	2
On recherchera des prises médicamenteuses pouvant induire une crise myasthénique	

QUESTION N° 4 — **5** *points*

Maladie auto-immune	2
de la jonction neuromusculaire	1
Présence d'anticorps antirécepteurs à l'acétylcholine	1
Atteinte postsynaptique	1

QUESTION N° 5 — **20** *points*

Tests pharmacologiques aux anticholinestérasiques*:	4
• injection intraveineuse lente de l'anticholinestérasique	
• entraînant la réduction transitoire des troubles oculomoteurs	1
Électromyogramme (EMG):	4
• fait le diagnostic positif de myasthénie en stimulations répétées à 3 Hz	1
• recherche d'un bloc neuromusculaire postsynaptique	1
• révélé par un décrément de l'amplitude des potentiels moteurs**	2
• en détection: tracé normal	1
• peut être couplé aux tests pharmacologiques	
• test d'enregistrement de fibre unique: plus sensible et plus spécifique	1
Dosage sérique des anticorps antirécepteurs à l'acétylcholine	4
Ces trois tests n'éliminent pas formellement le diagnostic de myasthénie si normaux	1
Test du glaçon***	
Manœuvre de Mary-Walker****	

** Test au Tensilon® ou à la Prostigmine®.*
*** Diminution d'amplitude supérieure à 10 %.*
**** Application d'un glaçon sur la paupière fermée, faisant disparaître transitoirement le ptosis. N'élimine pas le diagnostic si négatif.*
***** Épreuve consistant à rechercher un ptosis et/ou une diplopie après des efforts répétés de contraction du poing, un garrot ayant été posé à la racine du membre. N'élimine pas le diagnostic si négatif.*

QUESTION N° 6 — **15** *points*

Recherche systématique d'une anomalie thymique (thymome ou hyperplasie thymique):	5
• radiographie thoracique face et profil	
• scanner thoracique	5
Bilan immunologique:	
• dosage des autoanticorps: antithyroïdiens, antimuscle lisse et antimuscle strié	3
• recherche d'une maladie auto-immune associée*	2

Bilan ophtalmologique d'une diplopie : test de Lancaster et examen au verre rouge

Exploration fonctionnelle respiratoire avec gazométrie artérielle

** Maladie de Biermer, lupus érythémateux disséminé, dysthyroïdie, anémie hémolytique auto-immune, vitiligo, pemphigus... Les examens paracliniques seront orientés selon les suspicions cliniques chez la patiente.*

QUESTION N° 7 — **20** *points*

Éducation de la patiente :
- lui expliquer :
  - le caractère chronique de sa maladie et la nécessité d'un suivi régulier 5
  - le risque de crise sévère 2
  - les signes de gravité : consulter en urgence si troubles de déglutition ou difficultés respiratoires 5
- lui enseigner l'autosurveillance de ses capacités respiratoires lors des efforts*
- lui expliquer les signes de surdosage et effets indésirables : 2
- signes nicotiniques** et signes muscariniques*** 1
- lui donner la liste des médicaments contre-indiqués**** 5
- lui remettre une carte informative à porter en permanence sur elle

** Utilisation d'un* peak-flow *et seuil d'alerte.*
*** Crampes et fasciculations.*
**** Diarrhée, sueurs, douleurs abdominales, hypersalivation, myosis et bradycardie.*
***** Curares, aminosides intraveineux, sulfamides, cyclines, bêtabloquants, quinidiniques, D-pénicillamine, dantrolène, psychotropes, anticomitiaux et neuroleptiques...*

OBJECTIFS PÉDAGOGIQUES

Objectif principal :
N° 263 : Myasthénie.

Objectifs secondaires :
N° 1 : La relation médecin-malade. L'annonce d'une maladie grave. La formation du patient atteint de maladie chronique. La personnalisation de la prise en charge médicale.

N° 192 : Déficit neurologique récent.

N° 248 : Hypothyroïdie.

N° 304 : Diplopie.

DIFFICULTÉ

2/3

CAS CLINIQUE N° 8

En urgence, vous recevez M. H., âgé de 48 ans, qui s'est rendu compte dans la matinée que sa bouche était tordue. Lorsqu'il s'est rasé le matin même, il n'avait rien remarqué.

M. H. vous signale également des douleurs rétroauriculaires droites ce matin au réveil, une diminution de la perception du « salé » et une perception presque douloureuse des bruits du côté droit. Il s'agit d'un patient fumeur (40 paquets-année), aux seuls antécédents d'ulcère gastroduodénal il y a 7 ans et de glaucome aigu il y a 5 ans.

À l'examen, vous notez en effet une asymétrie faciale, avec effacement total du pli nasogénien droit.

Questions

QUESTION N° 1

L'examen neurologique retrouve des signes en faveur d'une paralysie faciale périphérique. Quels sont ces signes ? Comment situez-vous anatomiquement l'atteinte responsable des symptômes du patient ?

QUESTION N° 2

Si vous aviez retrouvé une hypoacousie droite, comment auriez-vous orienté votre démarche clinique à visée étiologique ? Citez les deux tests cliniques utiles et les hypothèses diagnostiques évoquées en fonction de leurs résultats.

QUESTION N° 3

Il n'existe pas d'hypoacousie. À l'issue de votre examen clinique, vous ne retenez qu'une paralysie faciale périphérique isolée cliniquement. Quel diagnostic est le plus probable ? Justifiez. Quelles complications redoutez-vous ?

QUESTION N° 4

Quelle prise en charge thérapeutique proposez-vous alors ?

QUESTION N° 5

Vous revoyez M. H. 3 semaines plus tard. Il consulte cette fois-ci pour des douleurs paroxystiques hémifaciales gauches. Il persiste une paralysie faciale périphérique droite. L'examen clinique vous révèle aussi une hypoesthésie faciale gauche avec abolition du réflexe cornéen gauche. Il existe également une diplopie dans le regard latéral droit avec limitation de l'abduction de l'œil droit. Vous notez une discrète raideur de nuque. Le patient est apyrétique. Le reste de l'examen neurologique et général est normal.

Faites l'analyse sémiologique de l'observation. Est-elle toujours compatible avec votre précédent diagnostic ?

QUESTION N° 6

Demandez-vous une imagerie cérébrale ? Si oui, laquelle et que recherchez-vous ?

QUESTION N° 7

Une ponction lombaire est réalisée, qui montre la présence de cellules glandulaires avec une protéinorachie à 4 g/L et une glycorachie à 1,2 mmol/L, avec glycémie à 5,8 mmol/L. Vous faites réaliser une radiographie pulmonaire *(fig. 1)*.

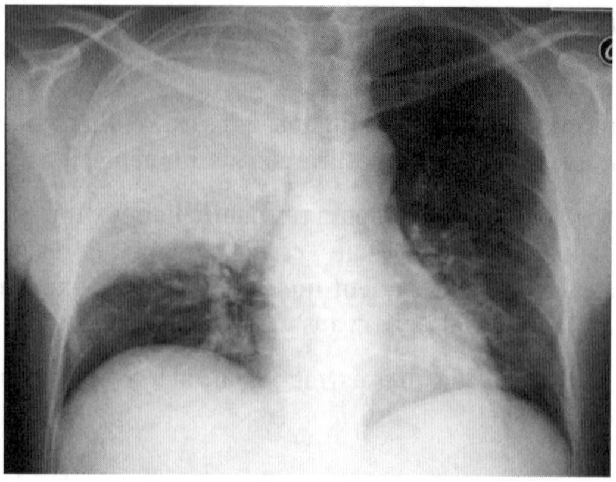

Figure 1

Interprétez les résultats de ces examens complémentaires. Quel diagnostic est le plus probable à la vue de ces résultats ?

QUESTION N° 8

Vous confiez votre patient à une équipe multidisciplinaire spécialisée. Le patient bénéficie d'un traitement étiologique mais les douleurs hémifaciales paroxystiques gauches sur fond douloureux permanent persistent. Quel traitement antalgique proposez-vous pour les douleurs paroxystiques hémifaciales gauches qui sont extrêmement gênantes (citez la classe médicamenteuse et une molécule) ? Parmi les possibilités thérapeutiques, vous avez éliminé une classe médicamenteuse pourtant efficace dans cette indication. Laquelle et pourquoi ?

QUESTION N° 9

L'évolution générale est défavorable. Une prise en charge palliative est décidée avec le patient et sa famille. Les paroxysmes douloureux ont été contrôlés par votre traitement, mais des douleurs diffuses du rachis sont apparues depuis quelques semaines, d'aggravation progressive, en relation avec des lésions secondaires. Dans votre stratégie antalgique, vous êtes amené à prescrire de la morphine. Détaillez vos prescriptions pour l'initiation du traitement et son relais par morphinique *per os* à libération prolongée.

Réponses

QUESTION N° 1 — **10** *points*

Atteinte du territoire :
- facial inférieur 1
- et facial supérieur : signe de Charles Bell 1

Atteinte du contingent :
- moteur 1
- sensoriel 1
- et végétatif du VII 1

Pas de dissociation automaticovolontaire 2

Atteinte intrapétreuse en amont du nerf du muscle de l'étrier* et en amont de la corde du tympan**

Donc : située en amont du nerf du muscle de l'étrier et en aval du ganglion géniculé 3

** Responsable de l'hyperacousie douloureuse (abolition du réflexe stapédien).*
*** Responsable de l'hémiagueusie.*

QUESTION N° 2 — **11** *points*

Surdité de transmission *versus* surdité de perception

Arguments pour une surdité de transmission : épreuve de Weber latéralisée du côté atteint (droit) et épreuve de Rinne négative 2

Hypothèses évoquées :
- pathologie de l'oreille moyenne* 1
- lésion du rocher** 1

Arguments pour une surdité de perception : épreuve de Weber latéralisée du côté sain (gauche) et épreuve de Rinne positive 2

Hypothèses évoquées :
- tumeurs de l'angle pontocérébelleux*** 2
- processus expansif intra-axial
- méningoradiculite infectieuse**** ou lymphomateuse ou carcinomateuse 2
- zona du ganglion géniculé 1

** Otite aiguë ou chronique, cholestéatome.*
*** Fracture ou tumeur du rocher (gliome, neurinome du VII).*
**** Neurinome du VIII.*
***** Lyme, VIH, syphilis.*

QUESTION N° 3 — **17** *points*

Paralysie faciale *a frigore**, évoquée devant : 5
- paralysie faciale périphérique 1
- d'installation rapide 1

- précédée par des douleurs mastoïdiennes
- isolée cliniquement 1
- par argument de fréquence

Complications oculaires : risque de kératite et/ou d'ulcère de cornée 5

Séquelles :
- asymétrie faciale séquellaire 1
- spasme hémifacial postparétique 1
- syncinésies 1
- syndrome des larmes de crocodile avec larmoiement lors de l'alimentation 1

** Ou maladie de Bell, ou paralysie faciale idiopathique.*

QUESTION N° 4 — **10** *points*

En ambulatoire 1

Corticothérapie *per os** 2

Traitement antiherpétique *per os* pendant 1 semaine** 2

Prévention des complications oculaires : 5
- instillations pluriquotidiennes de larmes artificielles
- application quotidienne de pommade ophtalmique à la vitamine A
- occlusion palpébrale nocturne par Stéri-Strip®

Apprentissage d'autoexercices de kinésithérapie faciale

Surveillance régulière et contrôle clinique à 3 semaines pour vérifier la récupération

** Par exemple : 1 mg/kg/j pendant 1 semaine puis 0,5 mg/kg/j pendant 1 semaine.*
*** Par exemple : valaciclovir (Zélitrex®), 1 g × 2/j pendant 7 jours.*

QUESTION N° 5 — **12** *points*

Paralysie faciale périphérique droite 2

Névralgie du trijumeau gauche symptomatique 2

car associée à une hypoesthésie dans les territoires du V gauche 1

Paralysie oculomotrice du droit externe droit probablement par atteinte du VI droit 2

Syndrome méningé : 2
- donc atteinte multiple des paires crâniennes
- la paralysie faciale n'est plus isolée 1

Donc diagnostic de paralysie faciale *a frigore* exclu 2

QUESTION N° 6 — **9** *points*

Oui, une IRM cérébrale 4

Comprenant des clichés avec injection de gadolinium 2

À la recherche :	
• d'une méningite carcinomateuse ou lymphomateuse	2
• révélée par une prise de contraste en liseré bordant le tronc cérébral	
• ou de lésions tumorales* du tronc cérébral	1

** Lésion unique infiltrante ou multiple.*

QUESTION N° 7 — **8 points**

Volumineuse opacité pulmonaire lobaire supérieure droite sur la RP	1
suspecte, dans le contexte, d'être un cancer pulmonaire	2
Hyperprotéinorachie, hypoglycorachie et cellules carcinomateuses	2
évoquant une méningite carcinomateuse	
Au final : suspicion de méningite carcinomateuse	2
compliquant un adénocarcinome pulmonaire	1

QUESTION N° 8 — **8 points**

Douleurs neuropathiques sensibles aux antiépileptiques	4
par exemple : carbamazépine (Tégrétol®)* ou gabapentine (Neurontin®)*	
L'antécédent de glaucome aigu contre-indique les antidépresseurs tricycliques**	4

** Une des deux molécules efficaces sur les fulgurances douloureuses.*
*** Par exemple, la clomipramine (Anafranil®), efficace sur le fond douloureux permanent.*

QUESTION N° 9 — **15 points**

Sur ordonnance sécurisée,	2
mentionnant les coordonnées du prescripteur et du patient	2
Durée de prescription de 14 jours pour les formes à libération immédiate*	1
Durée de prescription de 28 jours pour les formes à libération prolongée**	1
Titration par forme à libération immédiate *per os* :	1
• dose de 1 mg/kg/j pour débuter	
• répartie en 6 prises/j	1
• évaluation de l'efficacité toutes les 4 heures	
• et augmentation des doses de 50 % toutes les 8 heures si antalgie insuffisante	1
Relais par morphinique *per os* à libération prolongée :	1
• 2 prises par jour espacées de 12 heures	1
• posologie égale à la dose soulageant la douleur obtenue lors de la titration	1
Adjonction d'interdoses de morphinique à libération immédiate :	1
• de posologie égale à 1/6 de la dose quotidienne	
• en cas d'éventuels accès douloureux	

Prévention des effets secondaires des morphiniques :
- laxatifs prescrits systématiquement 1
- antiémétiques si nausées ou vomissements en début de traitement 1

Surveillance :
- de l'efficacité par échelle visuelle analogique
- de la tolérance du traitement : transit, vigilance, état respiratoire

** Par exemple, comprimés de Sévrédol® ou Actiskénan®.*
*** Par exemple, Skénan®.*

OBJECTIFS PÉDAGOGIQUES

Objectif principal :
N° 326 : Paralysie faciale.

Objectifs secondaires :
N° 66 : Thérapeutiques antalgiques, médicamenteuses et non médicamenteuses.

N° 141 : Traitement des cancers : chirurgie, radiothérapie, chimiothérapie, hormonothérapie. La décision thérapeutique multidisciplinaire et l'information du malade.

N° 192 : Déficit neurologique récent.

DIFFICULTÉ

3/3

CAS CLINIQUE N° 9

Vous voyez en consultation Mme I., âgée de 53 ans, qui se plaint de sensations vertigineuses. Cette patiente droitière a comme antécédents un prolapsus mitral, une insuffisance veineuse, une hypertension artérielle non traitée et un diabète non insulinodépendant traité par un régime. Elle est ménopausée depuis 5 ans. Elle vous signale qu'une de ses tantes est atteinte de sclérose en plaques.

Elle décrit la survenue brutale d'un « tournoiement du décor projeté vers le sol » quelques instants après s'être retournée vers sa table de nuit pour éteindre son réveil il y a 2 jours. La sensation vertigineuse a été accompagnée de vomissements, de palpitations et de sueurs froides. Le malaise s'est reproduit deux fois alors qu'elle était allongée sur le canapé et se penchait pour saisir un objet sur la table basse du salon.

À l'examen clinique, vous ne retrouvez qu'un souffle systolique avec clic mésosystolique et une tension artérielle à 165/85 mmHg.

Questions

QUESTION N° 1

Vous évoquez un vertige paroxystique positionnel bénin (VPB). Quels sont les éléments de l'observation en faveur de ce diagnostic ?

QUESTION N° 2

Vous réalisez un test diagnostique clinique. Lequel ? Expliquez le mécanisme supposé du vertige justifiant la manœuvre thérapeutique que vous décrirez.

QUESTION N° 3

Le test diagnostique est négatif. Vous évoquez la possibilité d'une maladie de Ménière. Quels éléments devez-vous rechercher à l'interrogatoire en faveur de ce diagnostic ?

QUESTION N° 4

Quel test diagnostique pourriez-vous proposer à la patiente pour conforter votre hypothèse diagnostique de maladie de Ménière ? Quel en est le principe ?

QUESTION N° 5

L'interrogatoire, votre examen clinique et votre test diagnostique confirment votre hypothèse de maladie de Ménière. La patiente est inquiète. Elle veut connaître la cause de sa maladie et son évolution possible. Que lui répondez-vous ?

QUESTION N° 6

Quelle prise en charge lui proposeriez-vous en cas de nouvelles crises de vertige avec nausées et vomissements ?

QUESTION N° 7

Six mois plus tard la patiente est adressée aux urgences pour l'installation brutale 12 heures auparavant d'une hémiplégie gauche. À l'examen, la patiente est légèrement obnubilée et présente une tendance à la déviation de la tête et des yeux vers la droite.

Le pouls est régulier à 80/min, la tension artérielle est à 170/90 mmHg et la température à 37,5 °C. On observe une paralysie flasque de l'hémicorps gauche comprenant la face, avec anesthésie à tous les modes dans le même territoire. Les réflexes ostéotendineux sont abolis à gauche. Le réflexe cutané plantaire est indifférent à droite et en extension à gauche. Il existe une hémianopsie latérale homonyme gauche. La nuque est souple. Il n'y a pas de souffle cervical et l'auscultation cardiaque retrouve le souffle systolique connu inchangé.

Un scanner est réalisé en urgence *(fig. 1)*.

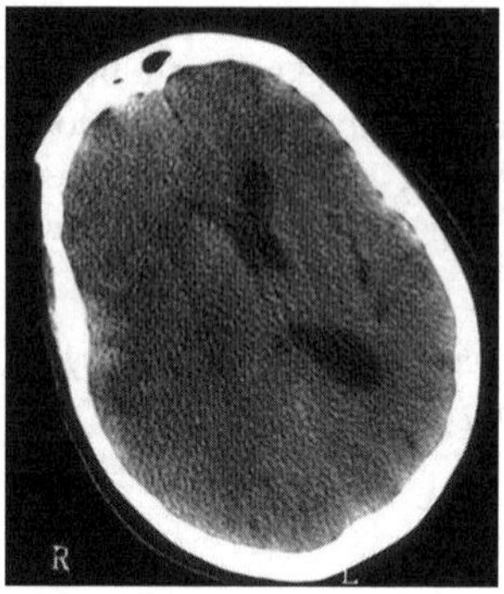

Figure 1

Quel diagnostic faites-vous ? Sur quels arguments cliniques et radiologiques ?

QUESTION N° 8

Comment expliquez-vous la déviation des yeux et de la tête vers la droite ?

QUESTION N° 9

Quel rapport existe-t-il entre l'état clinique actuel de la patiente et sa maladie de Ménière ?

QUESTION N° 10

La famille de la patiente vous interroge sur l'évolution de la paralysie, notamment sur les chances de récupération complète dans les heures et les jours qui viennent. Que lui répondez-vous ?

Réponses

QUESTION N° 1 **15 *points***

Vertige :
- rotatoire, très bref et intense 3
- déclenché et reproduit par certains mouvements de la tête* 2
- après un délai de quelques secondes après la fin du mouvement**

À l'interrogatoire, absence de symptômes associés 2

vestibulaires, neurologiques ou otologiques 3

À l'examen, absence d'anomalies associées 2

vestibulaires, auditives ou neurologiques 3

** Typiquement : en se retournant dans son lit, le matin au réveil, en regardant vers le haut.*
*** Donc vertige de prise de position.*

QUESTION N° 2 **10 *points***

Manœuvre de Dix et Hallpike* 3

Théorie de la cupulolithiase** :

dépôt lithiasique d'otolithes dans l'ampoule du canal semi-circulaire postérieur*** 3

Manœuvre libératrice dite de Sémont : 3
- consiste à mobiliser et à évacuer les débris otolithiques
- en réalisant une rotation de 180° du patient 1
- la tête orientée pour être dans le plan du canal semi-circulaire postérieur

** La manœuvre de Dix et Hallpike provoque le vertige et le nystagmus qui lui est associé en reproduisant la position déclenchante signalée par le patient. Elle se réalise en couchant brutalement le sujet, initialement assis dans la longueur du lit, tête inclinée à 30° du côté testé. Elle provoque un vertige et un nystagmus rotatoire géotropique, survenant après une latence de quelques secondes, pendant moins de 30 secondes. Inversion du nystagmus au retour à la position assise. Habituation du phénomène quand on renouvelle la manœuvre.*
*** Du canal semi-circulaire.*
**** Niveau le plus déclive du vestibule.*

QUESTION N° 3 **10 *points***

Crises itératives de vertiges périphériques, rotatoires, bruyants : 3
- avec troubles de l'équilibre et signes neurovégétatifs à type de nausées/vomissements 1
- précédées d'acouphènes, unilatéraux, fluctuants 3
- et d'une hypoacousie ipsilatérale également fluctuante 3
- associée à une sensation de plénitude de l'oreille

Donc recherche à l'examen de la triade symptomatique caractéristique*

** Crises de vertiges rotatoires, acouphènes, surdité.*

QUESTION N° 4 — **5** *points*

Test au glycérol *per os* : 3
- l'absorption de la substance à haut pouvoir osmotique fait fuir le liquide labyrinthique dans le secteur vasculaire, ce qui fait diminuer l'hyperpression labyrinthique 2
- et donc améliore transitoirement les tests audiométriques

QUESTION N° 5 — **13** *points*

Maladie d'étiologie inconnue 2

Crises consécutives à une hydrops endolymphatique 1

équivalente à une hyperpression et/ou dilatation ou distension du labyrinthe membraneux

Évolution imprévisible pour un patient donné 5

Habituellement, évolution en deux phases :
- 1re période marquée par des crises vestibulaires périphériques itératives, ... 2
- avec des intercrises d'abord asymptomatiques
- 2e phase chronique avec surdité progressive se bilatéralisant, ... 3
- acouphènes et hyporéactivité labyrinthique chronique avec déséquilibre permanent

QUESTION N° 6 — **14** *points*

Traitement symptomatique 2

Hospitalisation si déshydratation et/ou vomissements incoercibles : 2
- pour perfusion puis relais *per os* d'antivertigineux et d'antiémétiques
- et réhydratation intraveineuse 1

Par exemple :
- antivertigineux : acétyl-D-leucine (Tanganil®) 2
- antiémétique : métoclopramide (Primpéran®)* ou odansétron (Zophren®)* 2
- anxiolytique : diazépam (Valium®) intraveineux ou *per os* 2

Repos et alitement pendant 24 à 48 heures

Puis rééducation vestibulaire précoce 3

initiée par la reprise de la marche dès que possible

** Une des deux molécules.*

QUESTION N° 7 — **15** *points*

Accident vasculaire ischémique sylvien droit total car : 5
- terrain : hypertension artérielle, diabète, femme ménopausée
- tableau de déficit neurologique brutal
- systématisation artérielle du déficit neurologique au territoire sylvien droit total : 5
  - hémiplégie gauche complète et proportionnelle

- hémianesthésie gauche à tous les modes
- hémianopsie latérale homonyme gauche
- troubles de conscience initiaux à type d'obnubilation
- déviation conjuguée de la tête et des yeux vers la lésion droite

Accident ischémique car:
- hypodensité parenchymateuse cortico-sous-corticale sur le scanner non injecté 3
- des territoires sylviens profond et superficiel droits 1
- et absence d'hyperdensité spontanée évoquant une hémorragie intracérébrale 1

QUESTION N° 8 — *5 points*

Déviation conjuguée de la tête et des yeux:
- vers la lésion par atteinte de l'aire oculocéphalogyre frontale droite 5
- associée à une héminégligence gauche
- et une hémianopsie latérale homonyme gauche

QUESTION N° 9 — *8 points*

Aucun rapport entre la maladie de l'oreille interne et l'accident vasculaire cérébral 8

QUESTION N° 10 — *5 points*

Pas de régression spontanée attendue* 3

car accident ischémique constitué sur le scanner 2

** Voire aggravation transitoire du fait de l'œdème sur le scanner (effet de masse).*

OBJECTIFS PÉDAGOGIQUES

Objectifs principaux:
N° 133: Accidents vasculaires cérébraux.

N° 344: Vertige (avec le traitement).

DIFFICULTÉ

2/3

CAS CLINIQUE N° 10

Vous recevez M. J., âgé de 38 ans, hospitalisé en urgence pour une céphalée qui dure depuis 5 heures.

Il a ressenti ce matin une atroce douleur rétro-orbitaire droite, d'installation brutale, comme une « explosion dans la tête » alors qu'il disputait une partie de squash. Depuis la douleur s'est bien calmée mais il persiste un fond douloureux.

Il n'a pas d'antécédents particuliers, notamment pas de céphalées chroniques. L'examen clinique immédiat retrouve :

- TA à 160/90 mmHg, pouls à 90/min ;
- absence d'anomalie à l'auscultation cardiopulmonaire ;
- absence de déficit sensitivomoteur et campimétrique ;
- hyperréflexivité ostéotendineuse aux quatre membres sans trépidation épileptoïde, ni clonus rotulien, ni signe de Babinski.

Questions

QUESTION N° 1

Donnez trois diagnostics à évoquer en urgence et en première intention devant ce tableau céphalalgique ? Classez-les par ordre de probabilité.

QUESTION N° 2

Vous retrouvez une anisocorie avec une pupille droite de 8 mm et une pupille gauche de 3 mm. Le réflexe photomoteur est aboli à droite et présent à gauche. Vous notez une chute de la paupière droite. Quelle atteinte est responsable des anomalies constatées à l'examen de l'oculomotricité ? Dans cette observation, quelles sont les étiologies de cette atteinte à évoquer ? Certaines sont peu probables, pourquoi ?

QUESTION N° 3

Le patient est couché « en chien de fusil ». Vous retenez une raideur de nuque. Il est apyrétique. Quel est l'examen complémentaire à visée diagnostique à demander en première intention ? Selon quelles modalités et quels résultats en attendez-vous ? Si cet examen est normal, que pouvez-vous conclure ?

QUESTION N° 4

L'examen complémentaire que vous avez réalisé conforte votre hypothèse diagnostique. Le radiologue vous propose de réaliser une artériographie ou une IRM encéphalique. Qu'en pensez-vous ? Que devez-vous demander, dans quel délai, selon quelles modalités ?

QUESTION N° 5

Bien que l'examen pratiqué à la question n° 3 soit anormal et confirme votre suspicion diagnostique, les autres examens réalisés par le radiologue s'avèrent normaux. Quelles sont votre prise en charge thérapeutique immédiate et votre attitude diagnostique ? Justifiez.

QUESTION N° 6

Le patient a été traité et est sorti de l'hôpital considéré comme guéri. Deux mois après l'épisode aigu, le patient consulte pour des céphalées récentes en casque, surtout matinales. Au fond d'œil, on observe à l'œil droit comme à l'œil gauche des vaisseaux coudés, des papilles saillantes à bords flous, des veines tortueuses et dilatées et des exsudats péripapillaires. L'examen neurologique est normal. Quel diagnostic est le plus évident ?

QUESTION N° 7

Quel en est le mécanisme supposé ? Quel traitement doit-on alors envisager ?

Réponses

QUESTION N° 1 — **10** *points*

Hémorragie méningée*	5
Méningite ou méningo-encéphalite aiguë infectieuse	3
Syndrome d'hypertension intracrânienne	2

** C'est le premier diagnostic à évoquer dans ce contexte. Les autres ne sont discutés que si l'hémorragie méningée est infirmée.*

QUESTION N° 2 — **15** *points*

Atteinte extrinsèque et intrinsèque du III droit	8
dans un contexte de céphalée aiguë :	
• syndrome de fissuration ou rupture d'un anévrisme de la carotide interne droite	3
• méningo-encéphalite infectieuse*	1
Autres étiologies à évoquer mais moins probables :	
• processus expansif du sinus caverneux : révélation brutale peu évocatrice	1
• méningite carcinomateuse ou lymphomateuse : absence de contexte évocateur	1
• et révélation brutale peu évocatrice	
• engagement temporal : peu probable en l'absence de déficit moteur et campimétrique	1
• maladie de Horton : peu probable vu l'âge et l'atteinte intrinsèque du III droit	
• syndrome de Tolosa-Hunt : peu probable car rare et absence de diplopie	
• neuropathie liée au diabète : peu probable car absence de diabète connu chez ce jeune patient et atteinte intrinsèque du III droit	

** Notamment : syphilis, maladie de Lyme, VIH, VZV.*
On pourrait évoquer les vascularites, cependant peu probables en l'absence de contexte clinique et devant cette atteinte intrinsèque du nerf III.

QUESTION N° 3 — **20** *points*

En urgence	5
Scanner cérébral sans injection de produit de contraste	5
Pour le diagnostic positif :	
• présence d'une hyperdensité spontanée dans les espaces sous-arachnoïdiens*	5
• un scanner normal n'élimine pas le diagnostic d'hémorragie méningée	5
Pour le diagnostic étiologique : rarement, visualisation d'un ou plusieurs anévrismes	
Pour le diagnostic de gravité et/ou d'éventuelles complications**	

** Et/ou les citernes de la base, les vallées sylviennes, la scissure interhémisphérique, la convexité.*
*** Hématomes intraparenchymateux associés, inondation intraventriculaire, hydrocéphalie aiguë, hypodensité traduisant une ischémie secondaire à un spasme artériel associé.*

QUESTION N° 4 — **20** *points*

L'IRM avec séquences d'angio-RM artérielle peut permettre de faire le diagnostic d'anévrismes* 5

C'est un examen non invasif et rapide si accessible en urgence

Mais l'artériographie cérébrale est obligatoire : 10
- examen à visée diagnostique de référence incontournable
- à réaliser dans les 24 à 48 heures, par technique de Seldinger
- avec étude des 4 axes artériels (injection des 2 carotides et des 2 vertébrales) 3
- avec incidences multiples** 2
- à la recherche d'anévrismes*** et de signes associés : spasmes artériels ou autres anomalies associées****

Une artériographie normale n'élimine pas le diagnostic

** Visualisés sous la forme d'images d'addition.*
*** Et compression pour mettre en jeu les anastomoses du polygone de Willis.*
**** Sous forme d'images d'addition arrondies retrouvées sous toutes les incidences et opacifiées dès les temps précoces.*
***** Malformations artérioveineuses associées ou anomalies du polygone de Willis.*

QUESTION N° 5 — **19** *points*

Hospitalisation en urgence 4

dans un service de neurochirurgie 2

Repos strict au lit

À jeun strict 1

Pose d'une voie veineuse périphérique 1

et apports hydroélectrolytiques parentéraux

Pose d'une sonde nasogastrique si troubles de la vigilance

Intubation et ventilation assistée si détresse respiratoire

Prévention du spasme artériel par inhibiteur calcique*

Contrôle strict de la tension artérielle : PAS < 150 mmHg 2

Traitement antalgique** 2

Traitement antiépileptique si crise*** 1

Prévention de l'ulcère de stress

Traitement sédatif en cas d'agitation 1

Contre-indication des antiagrégants et anticoagulants 1

Surveillance :
- clinique : neurologique et hémodynamique
- radiologique : scanner cérébral non injecté à 48 heures

Nouvelle artériographie cérébrale 10 jours plus tard à visée diagnostique 3

car un spasme artériel peut fausser l'interprétation de l'examen initial 1

** Nimodipine (Nimotop®) au PSE (pousse-seringue électrique).*
*** Paracétamol intraveineux (Perfalgan®).*
**** Clonazépam (Rivotril®) au PSE.*

QUESTION N° 6 **5 points**

Tableau d'hypertension intracrânienne 5

Diagnostic évoqué devant les céphalées, évocatrices d'un syndrome d'hypertension intracrânienne par leur topographie et leur horaire, et l'œdème papillaire bilatéral.

QUESTION N° 7 **11 points**

Hydrocéphalie 5

par trouble de résorption du LCR* 1

Mise en place d'une valve de dérivation ventriculaire interne (ventriculopéritonéale) 5

** Par obstruction des granulations de Paccioni par les produits de dégradation du sang de l'hémorragie méningée.*

OBJECTIFS PÉDAGOGIQUES

Objectif principal :
N° 244 : Hémorragie méningée.

Objectifs secondaires :
N° 5 : Indications et stratégies d'utilisation des principaux examens d'imagerie.

N° 188 : Céphalée aiguë et chronique.

N° 192 : Déficit neurologique récent.

DIFFICULTÉ

2/3

CAS CLINIQUE N° 11

Monsieur K., âgé de 62 ans, ayant comme antécédents un infarctus du myocarde et un tabagisme actif à 40 paquets-année, se plaint depuis plusieurs mois de vertiges et d'acouphènes. Il y a 3 semaines, il a eu une chute brusque, sur la voie publique, secondaire à un dérobement brutal des membres inférieurs survenu en pleine conscience. Il a pu se relever seul et de façon immédiate. Cet épisode semble avoir été contemporain d'une céphalée occipitale assez importante.

La semaine suivante, il a présenté à nouveau une chute survenue en pleine conscience et au décours de laquelle on a observé durant 2 heures l'existence d'un déficit moteur important concernant les membres supérieur et inférieur du côté gauche. Ce déficit isolé a ensuite complètement régressé.

Il y a 2 jours, il a de nouveau présenté un épisode similaire mais cette fois-ci avec un déficit moteur hémicorporel droit toujours spontanément régressif et isolé.

Cette fois-ci, il a consulté aux urgences où un scanner cérébral et un électroencéphalogramme ont été réalisés et n'ont pas montré d'anomalies.

Il consulte de nouveau ce jour pour ses vertiges et acouphènes qui le gênent dans ses activités quotidiennes.

Questions

QUESTION N° 1

Quelle est probablement l'origine des troubles présentés par le patient? Précisez à quelle(s) localisation(s) cérébrale(s) peut être rapporté chacun des troubles.

QUESTION N° 2

Une hospitalisation en urgence s'impose-t-elle selon vous? Justifiez.

QUESTION N° 3

Décrivez et justifiez votre bilan paraclinique à visée diagnostique devant ce tableau.

QUESTION N° 4

Alors que le bilan étiologique est en cours, le patient présente brutalement un grand vertige, une céphalée postérieure, un hoquet et des vomissements. L'examen neurologique réalisé au lit retrouve une dysmétrie nette à gauche à l'épreuve doigt-nez, un syndrome de Claude Bernard-Horner gauche et une paralysie de l'hémivoile gauche. Quel diagnostic envisagez-vous devant la symptomatologie actuelle? Sur quels arguments?

QUESTION N° 5

Un examen d'imagerie est réalisé en urgence *(fig. 1)*. Conforte-t-il votre hypothèse diagnostique? Justifiez.

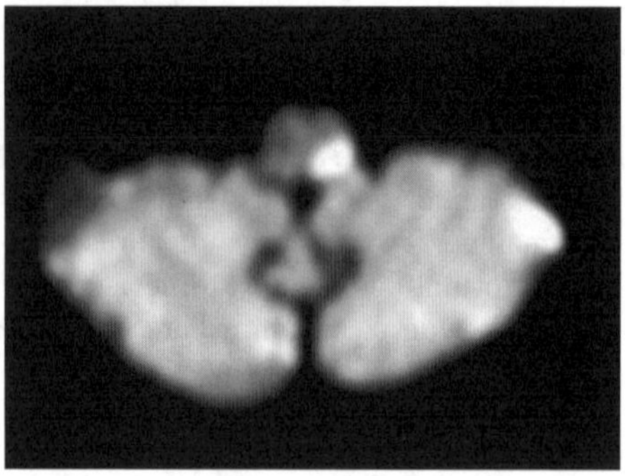

Figure 1 - Séquence de diffusion

QUESTION N° 6

Quels signes cliniques supplémentaires recherchez-vous pour conforter votre diagnostic ? De quelles structures anatomiques traduisent-ils l'atteinte ?

QUESTION N° 7

Il n'y a pas d'antécédents traumatiques retrouvés à l'interrogatoire. L'examen général est sans particularité. La tension artérielle est retrouvée à droite à 17/9 et à 14/7 à gauche, le pouls à 90 et le bilan biologique ne trouve qu'une hypercholestérolémie modérée dont le malade n'avait pas connaissance auparavant. L'asymétrie tensionnelle doit-elle faire suspecter une étiologie particulière ? Si oui, laquelle, et quels examens particuliers devraient permettre d'affirmer ce diagnostic ?

Réponses

QUESTION N° 1 — **10** *points*

Origine vasculaire : accidents ischémiques transitoires* (AIT) dans le territoire vertébrobasilaire : 5

- 1er épisode évocateur d'une *drop-attack* et deux déficits moteurs hémicorporels à bascule
- évocateurs d'accidents ischémiques transitoires
- du tronc cérébral 3
- acouphènes et vertiges évocateurs** d'une insuffisance vertébrobasilaire 2
- responsable elle aussi d'une souffrance vasculaire du tronc cérébral (protubérance)

** Car régressifs en moins de 24 heures.*
*** Dans le contexte.*

QUESTION N° 2 — **10** *points*

Oui, indication d'hospitalisation en urgence 5

Pour bilan cardiovasculaire et cérébrovasculaire et surveillance clinique, et discussion d'un éventuel traitement car AIT à répétition traduisant une souffrance probablement vasculaire dans le territoire artériel vertébrobasilaire

Risque majeur d'accident vasculaire ischémique constitué 5

QUESTION N° 3 — **20** *points*

Le scanner cérébral sans injection à la recherche d'une hypodensité du tronc cérébral traduisant un accident ischémique constitué ayant déjà été réalisé :

- IRM encéphalique : 3
  - avec séquences de diffusion/perfusion*
  - et avec angiographie par résonance magnétique (ARM) du polygone de Willis 3
  - pour évaluer la perméabilité artérielle des artères vertébrales et du tronc basilaire 2
- réalisation d'un bilan biologique standard : ....
- numération-formule standard, ionogramme sanguin, bilan de coagulation 1
- bilan cardiovasculaire :
  - bilan lipidique, à la recherche d'une dyslipidémie athéromateuse 1
  - ECG, à la recherche d'une arythmie cardioemboligène 1
  - RP (radiographie pulmonaire), à la recherche d'une cardiomégalie évocatrice d'une cardiopathie emboligène
  - échographie cardiaque transthoracique**, ... 2
  - à la recherche d'une cardiopathie emboligène 1
  - Holter-ECG si suspicion d'arythmie cardioemboligène paroxystique
  - échographie-Doppler des troncs supra-aortiques, ... 3
  - à la recherche d'une athérosclérose des artères cervicovertébrales*** 2
  - et d'un hémodétournement sous-clavier (vol sous-clavier)
- artériographie cérébrale à discuter 1
- en fonction des résultats des explorations angiographiques non invasives

** À la recherche de signes parenchymateux d'ischémie au niveau du tronc cérébral : hypersignal en diffusion dans le territoire hypoperfusé.*
*** Éventuellement complétée par une échographie transœsophagienne.*
**** Et à la recherche d'un éventuel retentissement hémodynamique d'une sténose ou occlusion.*

QUESTION N° 4 — **20** *points*

Syndrome de Wallemberg gauche 10

par accident ischémique de la région postérolatérale rétro-olivaire du bulbe, irriguée par l'artère de la fossette latérale du bulbe*

AVC évoqué devant le tableau neurologique d'installation brutale, plutôt ischémique, car absence de troubles de conscience et *a priori* pas d'antécédent d'HTA

Syndrome de Wallemberg gauche devant :
- le tableau inaugural évocateur, associant : vertiges, vomissements, céphalée postérieure 2
- l'hémisyndrome cérébelleux gauche : dysmétrie à gauche 4
- le syndrome de Claude Bernard-Horner gauche
- une probable atteinte du nerf X gauche : paralysie de l'hémivoile gauche 4

** Qui naît soit de l'artère cérébelleuse postérieure et inférieure (PICA), soit de l'artère vertébrale.*

QUESTION N° 5 — **5** *points*

Oui

Hypersignal en diffusion* latérobulbaire gauche en faveur d'un accident ischémique 5

** L'IRM de diffusion permet le diagnostic très précoce (< 1 heure) de l'œdème cytotoxique secondaire à l'ischémie, et cela aussi bien dans les infarctus cérébraux hémisphériques que dans ceux du tronc cérébral comme ici. Les séquences d'ADC doivent montrer un hyposignal dans la même localisation.*

QUESTION N° 6 — **20** *points*

On recherchera à gauche :
- atteinte de la racine descendante du V gauche : hypoesthésie de l'hémiface gauche 5
- avec abolition du réflexe cornéen ipsilatéral
- atteinte vestibulaire par atteinte du noyau du VIII gauche : nystagmus rotatoire 5
- atteinte des nerfs IX et X gauches : paralysie hémivoile gauche, larynx et pharynx 5

On recherchera à droite :
- atteinte du faisceau spinothalamique :

hypoesthésie thermoalgique de l'hémicorps droit épargnant la face 5

QUESTION N° 7 **15 *points***

Oui

Un syndrome d'hémodétournement sous-clavier ou vol sous-clavier, ... 10

en relation avec une sténose serrée ou une occlusion prévertébrale de l'artère sous-clavière gauche

Chez ce patient, origine probablement athéromateuse de l'obstruction

Examens :
- auscultation des vaisseaux du cou et des sous-clavières (souffle en cas de sténose responsable d'un vol sous-clavier)
- échographie-Doppler des troncs supra-aortiques* 2
- artériographie des troncs supra-aortiques et des artères cérébrales** 3

** Mettant en évidence une inversion de flux dans la vertébrale gauche.*
*** Pour mise en évidence de l'obstruction sous-clavière gauche et de son retentissement hémodynamique (hémodétournement).*

OBJECTIFS PÉDAGOGIQUES

Objectif principal :
N° 133 : Accidents vasculaires cérébraux.

Objectifs secondaires :
N° 5 : Indications et stratégies d'utilisation des principaux examens d'imagerie.

N° 192 : Déficit neurologique récent.

N° 301 : Déficit moteur et/ou sensitif des membres.

N° 344 : Vertige (avec le traitement).

DIFFICULTÉ

3/3

CAS CLINIQUE N° 12

Vous voyez en consultation Mme L., âgée de 40 ans, pour vertiges depuis 2 mois. Elle n'a pas d'antécédents personnels particuliers.

Il n'existe pas vraiment de crises vertigineuses (et il n'y en a jamais eu). La patiente décrit plutôt des déséquilibres fréquents, surtout dans l'obscurité, pour lesquels elle prend en automédication un inhibiteur calcique, la flunarizine (Sibélium®). Vous ne retrouvez pas à l'examen de syndrome vestibulaire franc. Vous notez en revanche une surdité gauche, connue depuis quelques années. D'ailleurs la patiente vous présente un audiogramme réalisé il y a 2 ans suite à la constatation de l'hypoacousie progressive. Il existe également une hypoesthésie hémifaciale gauche avec abolition du réflexe cornéen à gauche.

Questions

QUESTION N° 1

Interprétez l'audiogramme *(fig. 1)*. Lors de votre examen acoumétrique, vous avez utilisé deux tests diagnostiques pour qualifier la surdité de la patiente. Quels sont-ils ? Quels en sont les résultats attendus chez cette patiente ?

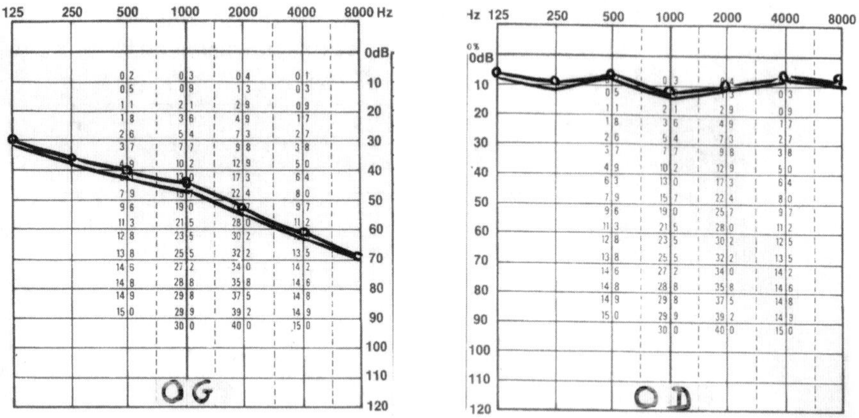

Figure 1

QUESTION N° 2

La patiente évoque la maladie de Ménière dont est atteinte sa voisine, qui est, elle aussi, « à moitié sourde » et se plaint de vertiges. Que lui répondez-vous ? Justifiez.

QUESTION N° 3

Dans votre démarche à visée diagnostique, réalisez-vous des potentiels évoqués auditifs ? Justifiez. Quel serait le résultat de cette exploration électrophysiologique ?

QUESTION N° 4

Une imagerie est réalisée *(fig. 2)*. Décrivez-la. Quel diagnostic suspectez-vous finalement ?

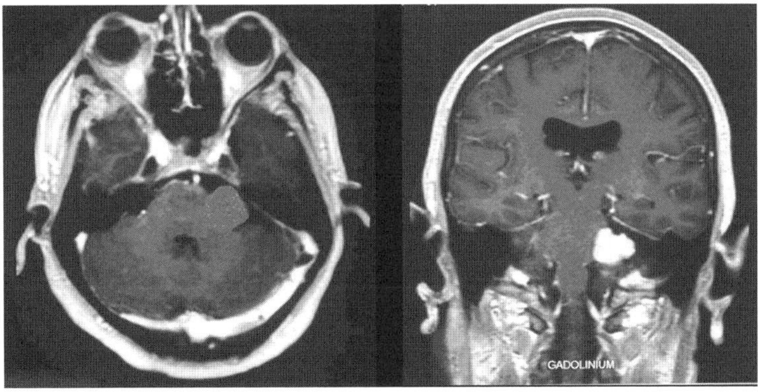

Figure 2

QUESTION N° 5

Dans le cas où votre hypothèse diagnostique radioclinique se confirmerait, comment expliqueriez-vous la discrétion des signes vestibulaires ?

QUESTION N° 6

En apprenant que la patiente a des antécédents familiaux du diagnostic suspecté, votre co-interne a prescrit, sans en informer personne, une recherche génétique. Vous l'apprenez par le laboratoire, qui refuse de réaliser l'analyse. Pourquoi n'avait-il pas le droit de procéder de la sorte ? Justifiez.

QUESTION N° 7

La recherche génétique s'est avérée négative. La patiente refuse toute prise en charge thérapeutique et vous la perdez de vue. Trois ans plus tard, elle consulte de nouveau car elle a remarqué depuis quelques semaines une asymétrie du visage. Quelle atteinte suspectez-vous chez cette patiente ? Justifiez. Quels signes sémiologiques recherchez-vous en faveur de cette atteinte ?

QUESTION N° 8

La patiente refuse une nouvelle fois toute prise en charge étiologique de son affection. Vous la perdez de vue à nouveau. Vous la revoyez 8 ans plus tard. Elle consulte aux urgences pour des céphalées intenses à prédominance matinale soulagées par des vomissements incoercibles en jet. Outre les atteintes connues au niveau de l'extrémité céphalique, vous retrouvez à l'examen au lit un ralentissement psychomoteur avec tendance à la somnolence et une dysmétrie nette à l'épreuve doigt-nez et talon-genou à gauche. Le fond d'œil révèle un œdème papillaire bilatéral. Faites l'analyse sémiologique de l'observation actuelle.

QUESTION N° 9

Quelle est l'explication physiopathologique la plus probable du tableau neurologique actuel ?

Réponses

QUESTION N° 1

	10 *points*
Audiogramme tonal	3
Surdité de perception gauche prédominant sur les aigus	3
Épreuve de latéralisation de Weber :	1
ici latéralisée à droite*	1
Épreuve de Rinne :	1
ici positive à gauche**	1

** C'est-à-dire son perçu du côté sain.*
*** C'est-à-dire conduction aérienne supérieure à la conduction osseuse.*

QUESTION N° 2

	12 *points*
Tableau non évocateur d'une maladie de Ménière, car :	1
• absence de crises vertigineuses	1
• absence d'acouphènes	1
• surdité de perception certes, mais constante et prédominant sur les aigus	
• et non pas fluctuante et prédominant sur les graves comme attendu*	1
• atteinte du trijumeau gauche associée, faisant évoquer d'autres diagnostics	8

** À ce stade débutant de la maladie.*

QUESTION N° 3

	10 *points*
Non,	2
car examen visant à localiser l'atteinte lésionnelle devant une surdité de perception	2
Ici, l'atteinte trijéminale associée	
oriente vers un processus lésionnel localisé à l'angle pontocérébelleux gauche*	4
Les potentiels évoqués auditifs montreraient une atteinte rétrocochléaire à gauche**	2

** À explorer par une IRM cérébrale en première intention.*
*** Augmentation des latences des ondes III et V et augmentation des intervalles I-III et I-V.*

QUESTION N° 4 **12 points**

IRM cérébrale, coupes coronales en séquences T1 sans et avec injection de gadolinium :
- masse de l'angle pontocérébelleux gauche (APC) 4
- bien limitée et homogène, iso-intense en T1 et se rehaussant après l'injection . 4
- évocatrice d'un neurinome de l'acoustique (ou schwannome du nerf vestibulaire) gauche 4

QUESTION N° 5 **8 points**

Tumeur bénigne à croissance lente 4

Donc compensation centrale de l'atteinte périphérique gauche 4

QUESTION N° 6 **12 points**

Analyses portant sur les caractéristiques génétiques de la patiente à des fins médicales

Donc, selon les lois de bioéthique de 1999 : 4
- nécessité d'un consentement éclairé de la patiente 4
- attestant qu'elle a été bien informée de l'étude effectuée et de ses conséquences éventuelles

Le laboratoire ne peut effectuer ces analyses en l'absence du consentement*... 4

** Qui doit mentionner le nom de l'affection recherchée.*
Ici, votre collègue a pu évoquer une neurofibromatose de type II (il n'y a cependant pas assez d'arguments pour l'évoquer).

QUESTION N° 7 **12 points**

Paralysie faciale périphérique gauche, ... 4

secondaire à la croissance du neurinome de l'acoustique dans l'APC gauche*

Atteinte du facial supérieur :
- atténuation des rides frontales à gauche
- signe de cils de Souques** 2
- voire signe de Charles Bell en cas d'atteinte plus importante 2

Atteinte du facial inférieur :
- déviation de la bouche du côté droit
- effacement du pli nasogénien à gauche
- difficulté voire impossibilité à gonfler les joues
- signe du peaucier de Babinski

Absence de dissociation automatico-volontaire 4

** Avec compression tumorale des structures adjacentes, ici du nerf facial VII gauche.*
*** Déficit de l'orbiculaire des paupières.*

QUESTION N° 8 **10 *points***

Syndrome d'hypertension intracrânienne: 5
- céphalées matinales
- soulagées par des vomissements en jet
- œdème papillaire bilatéral
- troubles de la vigilance avec ralentissement et somnolence

Syndrome cérébelleux gauche, au moins cinétique........ 5

QUESTION N° 9 **14 *points***

Évolution naturelle de la tumeur bénigne de l'angle pontocérébelleux gauche:
- compression du tronc cérébral et du pédoncule cérébelleux gauche........ 4
- hypertension intracrânienne, probablement secondaire à une hydrocéphalie par obstacle tumoral à l'écoulement du LCR........ 10

OBJECTIFS PÉDAGOGIQUES

Objectif principal:
N° 146: Tumeurs intracrâniennes.

Objectifs secondaires:
N° 6: Le dossier médical. L'information du malade. Le secret médical.

N° 7: Éthique et déontologie médicale: droits du malade; problème liés au diagnostic, au respect de la personne et à la mort.

N° 326: Paralysie faciale.

N° 344: Vertige (avec le traitement).

DIFFICULTÉ

2/3

CAS CLINIQUE N° 13

Monsieur M., âgé de 42 ans, se présente aux urgences à 17 heures pour des manifestations motrices inhabituelles permanentes depuis le matin.

Vous observez le patient pendant environ 5 minutes et constatez effectivement des contractions musculaires rythmiques, paroxystiques, entrecoupées d'intervalles libres sans mouvements pendant quelques secondes, intéressant l'ensemble du bras droit. La conscience du patient est préservée.

Questions

QUESTION N° 1

Que pouvait-on évoquer en première intention devant ces manifestations unilatérales ? Quel examen permettrait de le confirmer? Que pourriez-vous proposer comme test thérapeutique à réaliser aux urgences ? Quels en seraient les risques ?

QUESTION N° 2

Vous continuez à observer le patient et constatez que les secousses musculaires sont en fait le plus souvent brèves, focales ou segmentaires, et affectent de manière fluctuante un bras puis l'autre et parfois les deux en même temps. Elles concernent parfois également les membres inférieurs et la face. Vous déclenchez de nouvelles secousses involontaires en percutant le sternum du patient. Quel type de mouvements anormaux identifiez-vous finalement chez ce patient ?

QUESTION N° 3

Vous reprenez l'examen et l'interrogatoire.

Le patient a dans ses antécédents un accident de la voie publique il y a 20 ans, avec traumatisme abdominal sévère, fracture hépatique et plaie de la veine cave inférieure ayant nécessité une hépatectomie partielle et plusieurs transfusions. Il n'y a pas d'antécédents familiaux et personnels neurologiques, ni d'habitudes toxiques. Ce jeune cadre dynamique est en arrêt de travail depuis 1 mois. Son médecin traitant a introduit un traitement par paroxétine (Deroxat®) il y a 3 semaines.

L'épouse vous apprend que son mari a en effet « changé » depuis environ 2 mois. Elle signale des troubles de concentration et des difficultés dans les tâches professionnelles et de la vie familiale, avec des troubles mnésiques portant essentiellement sur les faits récents. D'ailleurs, le patient s'en rendait compte. Il ne déjeunait plus avec ses collègues à midi avant son arrêt de travail car il n'arrivait plus à suivre les conversations alors qu'il était d'habitude très réactif. Il était devenu irritable. L'ensemble des troubles avait été imputé à un manque de sommeil. En effet, depuis 2 mois, il prenait le jour pour la nuit en s'endormant à 17 heures pour se réveiller à 2 heures du matin.

Elle signale par ailleurs l'apparition de secousses musculaires brusques et involontaires des membres apparues progressivement depuis quelques jours et qui sont devenues permanentes depuis le matin. Depuis 48 heures environ, il tient selon elle des propos incohérents, titube et a du mal à rester éveillé.

Lors de l'examen, le patient est vigilant et apyrétique. Il ne sait pas où il est. Il est incapable de donner la date ni d'évoquer un événement de l'actualité. La station debout est précaire avec un élargissement du polygone de sustentation, une position pieds joints impossible avec danse des tendons et des embardées à la marche. L'élocution est dysarthrique. Il n'y a pas de déficit sensitif ni moteur, ni de syndrome pyramidal ou extrapyramidal, ni de syndrome méningé.

Faites l'analyse sémiologique du tableau clinique.

QUESTION N° 4

Du fait des antécédents du patient et de son traitement, deux hypothèses étiologiques spécifiques doivent être évoquées. Lesquelles selon vous ? Justifiez.

QUESTION N° 5

Le bilan étiologique suivant a été réalisé aux urgences :
- vitesse de sédimentation à 15 mm à la première heure, CRP à 5 mg/L ;
- hémogramme : leucocytes = 9,5 G/L, hémoglobine à 14,2 g/dL, plaquettes à 189 G/L ;
- TCA à 30 secondes (témoin à 35), INR à 1,1, TP à 99 % ;
- ionogramme sanguin, avec calcémie, glycémie et urémie sans anomalie ;
- ASAT à 18 U/L, ALAT à 45 U/L, PAL à 47 U/L, γGT à 70 U/L ;
- ammoniémie à 25 (normale inférieure à 50 µmol/L) ;
- sérologies sanguines (hépatites, HIV, HSV, CMV, VZV) négatives ;
- TSH normale, carboxyhémoglobine négative ;
- recherche de toxiques (sang et urines) négative, alcoolémie négative ;
- radiographie thoracique sans anomalie ;
- ECG en rythme sinusal à 80 battements/min sans anomalies de conduction ni de repolarisation ;
- scanner cérébral sans et avec injection de produit de contraste considéré comme normal.

Quels sont les autres examens complémentaires qui vous semblent nécessaires et pourquoi ?

QUESTION N° 6

L'épouse du patient craint que son mari ne soit atteint d'une maladie d'Alzheimer (MA) ou d'une maladie de Creutzfeldt-Jakob (MCJ). Que lui répondez-vous ?

QUESTION N° 7

Dans l'hypothèse d'une MCJ, quels examens permettraient d'étayer le diagnostic ? Donnez les résultats attendus de ces examens.

QUESTION N° 8

Les examens réalisés confortent l'hypothèse d'une MCJ. L'annonce de la suspicion diagnostique est faite à l'épouse. Elle vous demande si vous êtes sûr du diagnostic. Que lui répondez-vous ?

QUESTION N° 9

Les troubles moteurs sont contrôlés sous traitement. Sa femme souhaite pour l'instant un retour à domicile. Elle souhaite également continuer à travailler. Sur le plan médicosocial, quelles démarches entreprenez-vous ?

Réponses

QUESTION N° 1 — **10** *points*

État de mal convulsif partiel moteur	4
Électroencéphalogramme*	2
Traitement antiépileptique de type benzodiazépines *per os***	2
Mais risque de :	
• sédation, gênant l'appréciation de l'état neurologique	1
• dépression respiratoire en cas d'insuffisance respiratoire antérieure	1

** À la recherche de grapho-éléments paroxystiques prérolandiques gauches.*
*** Par exemple, Urbanyl® (clobazam), 1 mg/kg en une prise unique.*

QUESTION N° 2 — **5** *points*

Myoclonies	5

QUESTION N° 3 — **20** *points*

Depuis 2 mois :	
• syndrome démentiel d'évolution rapide : – troubles mnésiques, modification de l'humeur et du caractère – difficultés dans la réalisation des activités de la vie quotidienne et professionnelle, troubles du comportement	5
• troubles du sommeil : décalage horaire de la nuit • myoclonies : secousses brusques et involontaires des bras	1
Depuis 48 heures :	
• syndrome confusionnel : – installation rapide d'une altération de la vigilance fluctuante – et d'une désorientation temporospatiale, avec langage incohérent	5
• associé à un syndrome cérébelleux : – statique et cinétique, d'installation subaiguë – avec marche ébrieuse avec embardées, élargissement du polygone de sustentation, danse des tendons, dysarthrie	5
Au total : tableau d'encéphalopathie subaiguë avec syndrome cérébelleux et myoclonies	4

QUESTION N° 4 — **13** *points*

Encéphalopathie hépatique secondaire à : • une anastomose portocave post-traumatique • et/ou une hépatite post-transfusionnelle	5
Syndrome sérotoninergique :	5
• par surdosage en inhibiteur de la recapture de la sérotonine (Deroxat®) • secondaire à une prise excessive	1
• et/ou à un métabolisme hépatique défaillant*	2

** Par insuffisance hépatique chronique (post-traumatique ou sur hépatite infectieuse post-transfusionnelle).*

QUESTION N° 5 — **15 points**

Électroencéphalogramme :	3
• à la recherche d'un tracé évocateur d'une encéphalite métabolique ou toxique	2
• ou de grapho-éléments paroxystiques	
IRM encéphalique :	5
• avec des séquences T1, T2, Flair et avec injection de gadolinium	
• à la recherche d'un processus expansif intracérébral*	
Ponction lombaire pour analyse du LCR :	5
• avec étude cytologique, biochimique**, bactériologique, virologique	
• à la recherche d'une méningo-encéphalite infectieuse***, inflammatoire, dégénérative	

** De nature tumorale, inflammatoire ou vasculaire.*
*** Comprenant un dosage de la protéine 14.3.3.*
**** Herpétique, varicelleuse.*

QUESTION N° 6 — **10 points**

Tableau clinique très évocateur d'une maladie de Creutzfeldt-Jakob,	5
car syndrome démentiel d'évolution rapide, associé à :	
• un syndrome cérébelleux subaigu, des myoclonies et un épisode confusionnel	
• et à un mode de contamination possible : les transfusions sanguines	
Des myoclonies et crises convulsives sont possibles à un stade très évolué d'une MA, mais ici la rapidité d'évolution et la présentation clinique ne sont pas évocatrices :	5
• l'âge de début est trop précoce*	
• il n'y a pas de syndrome aphaso-apraxo-agnosique	
• les troubles mnésiques ne sont pas au premier plan	
• il existe un syndrome cérébelleux ne s'intégrant pas dans la MA*	

** Hors contexte de MA familiale.*

QUESTION N° 7 — **15 points**

Électroencéphalogramme :	3
• évocateur du diagnostic si tracé triphasique périodique diffus	1
• si normal n'élimine pas le diagnostic	1
Analyse du LCR* par ponction lombaire :	3
• avec dosage de la protéine 14.3.3**	2
• si normal n'élimine pas le diagnostic	1
IRM cérébrale : évocatrice***	4

** Protéinorachie normale, cellularité normale, LCR non inflammatoire : absence de bandes oligoclonales, index d'immunoglobulines normal.*
*** Attendue positive, mais sensibilité élevée et faible spécificité.*
**** Si montre une atrophie cérébrale et/ou des hypersignaux de la substance grise corticale et des noyaux gris centraux en Flair et surtout en séquences de diffusion.*

QUESTION N° 8 — *6 points*

Le diagnostic de certitude ne peut se faire qu'à l'autopsie ou par la biopsie cérébrale	6
Mais forte suspicion de MJC sur un faisceau d'arguments cliniques et paracliniques	
L'évolution péjorative sera un argument supplémentaire en faveur du diagnostic	

QUESTION N° 9 — *6 points*

Demande de prise en charge à 100 %	2
Arrêt de travail de longue durée à renouveler pour le patient	1
Organisation d'aides à domicile*	2
Initiation des démarches d'admission en moyen séjour	1

** Humaines (aide-ménagère, kinésithérapie motrice en fonction des besoins à évaluer) et matérielles (fauteuil roulant, téléalarme...).*

OBJECTIFS PÉDAGOGIQUES

Objectif principal :
N° 63 : Confusion, dépression, démences chez le sujet âgé.

Objectifs secondaires :
N° 192 : Déficit neurologique récent.
N° 199 : État confusionnel et trouble de conscience.
N° 235 : Épilepsie de l'enfant et de l'adulte.
N° 322 : Mouvements anormaux.

DIFFICULTÉ

3/3

CAS CLINIQUE N° 14

Monsieur N., âgé de 35 ans, est adressé à la consultation de neuro-ophtalmologie pour des troubles visuels évoluant depuis 15 jours.

Le patient décrit en effet une diplopie binoculaire horizontale dans les regards latéraux, accompagnée de céphalées inhabituelles, surtout matinales.

Il présente comme antécédents :
- une hypercholestérolémie familiale ;
- un tabagisme actif évalué à 18 paquets-année ;
- un épisode de baisse d'acuité visuelle douloureuse et transitoire de l'œil droit il y a 5 ans. L'examen du fond d'œil réalisé à l'époque était normal ;
- un épisode de troubles urinaires à type de besoins impérieux et fréquents d'uriner ayant duré environ 1 mois il y a 3 ans et attribué par le patient à des antécédents familiaux de prostatisme.

Le patient vous présente un scanner cérébral avec et sans injection de produit de contraste (normal), prescrit il y a 10 jours par le médecin traitant, qui vous adresse le patient pour suspicion d'atteinte du VI gauche.

Questions

QUESTION N° 1

Justifiez la réalisation du scanner cérébral par le praticien. Que cherchait-il à éliminer ?

QUESTION N° 2

L'examen de l'oculomotricité vous montre en fait :
- une limitation de la latéralité à gauche des deux yeux avec nystagmus multidirectionnel ;
- une limitation du droit interne gauche avec mouvements nystagmiques de l'œil droit dans le regard latéral droit ;
- la convergence est respectée.

Le fond d'œil montre une décoloration du secteur temporal de la papille optique droite. Le reste de l'examen neurologique et général est sans particularité. Il n'y a pas de fièvre, ni de manifestations digestives. Les céphalées rapportées par le patient sont en fait modérées, bien calmées par le paracétamol et s'atténuent depuis quelques jours. Comment expliquez-vous anatomiquement les troubles de l'oculomotricité constatés ? Quelles structures sont atteintes ?

QUESTION N° 3

Que vous évoque l'épisode ophtalmologique présenté il y a 5 ans ? Justifiez.

QUESTION N° 4

D'après ses antécédents, quelles sont les deux hypothèses étiologiques à évoquer devant l'atteinte actuelle chez ce patient ? Justifiez.

QUESTION N° 5

Une IRM cérébrale est réalisée à visée diagnostique *(fig. 1)*. Que montre-t-elle ? Y a-t-il une corrélation radioclinique ? Justifiez.

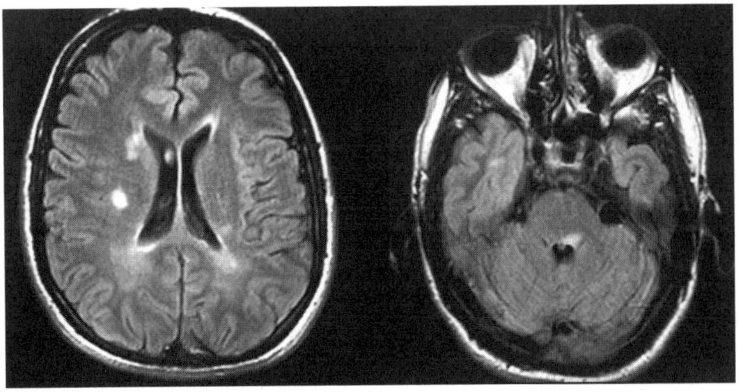

Figure 1 - Séquence Flair

QUESTION N° 6

Des séquences de diffusion/perfusion et une angio-RM artérielle ont également été réalisées et n'ont pas montré d'anomalie. Vous réalisez ensuite une ponction lombaire. Quels sont les résultats attendus si votre principale hypothèse diagnostique se confirme ?

QUESTION N° 7

Quels sont les autres examens complémentaires utiles au diagnostic différentiel ? Justifiez.

QUESTION N° 8

Votre principale hypothèse diagnostique est confirmée de façon certaine. Quel traitement allez-vous mettre en œuvre à court terme ? Que pouvez-vous en attendre ?

Réponses

QUESTION N° 1 — 10 points

Suspicion d'atteinte du VI et céphalées inhabituelles : ... 3
- pouvant faire suspecter un syndrome d'hypertension intracrânienne ... 5
- justifiant la réalisation en urgence d'une imagerie cérébrale, à la recherche :
  - d'un processus expansif cérébral* ... 2
  - d'une hydrocéphalie
  - d'un œdème cérébral diffus
  - de signes d'engagement

** Tumeur, abcès, hématome...*

QUESTION N° 2 — 15 points

Atteinte du noyau du VI gauche : ... 3

limitation de la latéralité à gauche

Ophtalmoplégie internucléaire gauche* : ... 7
- nystagmus de l'œil droit en abduction
- et limitation de l'adduction de l'œil gauche
- avec mouvements de convergence conservés
- par atteinte de la bandelette longitudinale postérieure gauche* ... 5

**** Bandelette longitudinale postérieure (ou FLM : faisceau longitudinal médian) gauche responsable des mouvements conjugués des yeux dans le regard latéral droit.***

QUESTION N° 3 — 10 points

Probable névrite optique rétrobulbaire gauche : ... 5
- baisse d'acuité visuelle unilatérale douloureuse et transitoire ... 2
- fond d'œil normal à la phase aiguë
- pâleur séquellaire du segment temporal de la papille ... 3

QUESTION N° 4 — 20 points

Sclérose en plaques en poussée, évoquée devant : ... 5
- l'âge
- les antécédents d'atteintes du système nerveux central :
  - disséminées dans le temps : ... 5
    - épisode neuro-ophtalmologique probable il y a 5 ans
    - troubles sphinctériens il y a 3 ans
    - atteinte ophtalmoplégique actuelle
  - disséminées dans l'espace : ... 5
    - atteinte du nerf optique gauche
    - atteinte médullaire ou cérébrale responsable des troubles sphinctériens
    - atteinte du tronc cérébral actuelle

Atteinte vasculaire ischémique du tronc cérébral, évoquée devant les facteurs de risque vasculaires : hypercholestérolémie familiale et tabagisme	5

QUESTION N° 5 — **10** *points*

Multiples hypersignaux de la substance blanche périventriculaire	2
Hypersignal de la partie postérolatérale gauche de la protubérance	2
évoquant des lésions démyélinisantes	3
Cette dernière lésion peut expliquer l'atteinte de la mobilité oculaire	1
par atteinte du noyau du VI gauche et du FLM gauche reliant les noyaux du III gauche et du VI droit	2

QUESTION N° 6 — **10** *points*

Liquide céphalorachidien (LCR) macroscopiquement clair	
Biochimie :	
• protéinorachie normale ou modérément élevée*	1
• glycorachie normale	1
Cytologie : pléiocytose modérée**	2
LCR stérile	
Immunoélectrophorèse du LCR :	
• élévation des immunoglobulines***	1
• avec profil oligoclonal****	2
Un LCR normal n'élimine pas le diagnostic de sclérose en plaques	3

** Inférieure à 1 g/L.*
*** Inférieure à 50 éléments/mm^3, à prédominance lymphocytaire.*
**** Index LCR/sérum d'immunoglobulines < 0,7.*
***** Présence de bandes oligoclonales traduisant une synthèse intrathécale d'immunoglobulines.*

QUESTION N° 7 — **10** *points*

Pour éliminer un syndrome inflammatoire biologique :	
• vitesse de sédimentation	1
• numération-formule sanguine	1
• dosage de la CRP (protéine C réactive)	2
Pour écarter une infection par un germe neurotrope* : sérologies infectieuses...	1
Pour éliminer une neurosarcoïdose :	1
• dosage de l'enzyme de conversion de l'angiotensine	
• dosage de la calcémie et radiographie pulmonaire	
Dosage des autoanticorps** pour éliminer une connectivite :	
• un neurolupus	2
• et/ou un syndrome des antiphospholipides	
• et/ou un syndrome de Goujerot-Sjögren	2

** VIH, neuroborréliose (Lyme), Herpes virus.*
*** Anticorps antinucléaires, anti-ADN natifs, anticardiolipine et antiprothrombinase.*

QUESTION N° 8 **15 *points***

Au cours d'une brève hospitalisation :
- corticothérapie par bolus intraveineux* 4
- en l'absence de contre-indication........ 4
- après réalisation d'un électrocardiogramme et d'un ionogramme sanguin
- après avoir éliminé une infection urinaire (par une bandelette urinaire)
- avec une prévention des complications thromboemboliques par HBPM**
- avec surveillance des glycémies capillaires et de la tension artérielle
- avec régime hyposodé et éventuelle supplémentation en potassium

Repos : donc arrêt de travail jusqu'à disparition des troubles 3

Effet attendu du flash : diminution de la durée et de l'intensité de la poussée actuelle........ 4

Donc disparition rapide des troubles oculomoteurs

** Par exemple, Solumédrol® (méthylprédnisolone) : 1 g/j pendant 3 jours.*
*** Héparine de bas poids moléculaire.*

OBJECTIFS PÉDAGOGIQUES

Objectif principal :
N° 125 : Sclérose en plaques.

Objectif secondaire :
N° 304 : Diplopie.

DIFFICULTÉ

3/3

CAS CLINIQUE N° 15

Monsieur O., âgé de 55 ans, est accueilli à 10 heures du matin aux urgences suite à la découverte ce matin au réveil vers 7 heures d'une hémiplégie droite à prédominance brachiofaciale, accompagnée de troubles du langage, sans troubles de la vigilance. Il a été retrouvé dans cet état par sa femme qui ne partage pas sa chambre et qui n'avait rien remarqué la veille au soir.

Ce patient a présenté il y a 6 mois une perte brutale et indolore de la vision de l'œil gauche associée à une lourdeur du membre supérieur droit. Cet épisode a duré 10 minutes avant de régresser spontanément.

Questions

QUESTION N° 1

Quel syndrome vous évoque la présentation sémiologique de l'épisode présenté par Monsieur O. il y a 6 mois ? Quel diagnostic fallait-il porter à cette époque ? Quel mécanisme doit être suspecté ?

QUESTION N° 2

Devant l'épisode neurologique actuel, quel diagnostic évoquez-vous chez M. O. ? Quels sont les autres diagnostics à évoquer ?

QUESTION N° 3

Le patient présente actuellement une paralysie faciale. Quel est son type ? Quels devraient être les signes d'examen de cette paralysie faciale ?

QUESTION N° 4

Un scanner cérébral sans injection est réalisé en urgence et ne montre pas d'anomalie. Qu'en concluez-vous ?

QUESTION N° 5

Quel autre examen d'imagerie pourrait être réalisé en urgence ? Selon quelles modalités doit-il être réalisé ? Qu'en attendez-vous ?

QUESTION N° 6

Pouvez-vous proposer un traitement thrombolytique intraveineux à ce patient ?

QUESTION N° 7

Quelle étiologie suspectez-vous en premier lieu chez ce patient ? Quel en est le mécanisme ? Quels en sont les facteurs de risque ?

QUESTION N° 8

Si votre diagnostic se confirme, quel principal autre risque vasculaire menace M. O. dans l'avenir ?

QUESTION N° 9

Quelle prise en charge thérapeutique proposez-vous pour les premières heures ?

Réponses

QUESTION N° 1 — **15** *points*

Syndrome opticopyramidal gauche, ... 5

associant : cécité monoculaire transitoire ou amaurose fugace et déficit pyramidal controlatéral

Accident ischémique transitoire (AIT)* 5

carotidien gauche 2

Suspicion de plaque d'athérome carotidienne gauche 3

** Trouble neurologique spontanément régressif sans séquelle en moins de 24 heures.*

QUESTION N° 2 — **15** *points*

Accident vasculaire ischémique sylvien superficiel gauche 5

Accident vasculaire hémorragique ou hématome cortico-sous-cortical gauche 5

Processus expansif cérébral* à révélation pseudovasculaire 5

Très peu probables :
- épilepsie partielle avec déficit postcritique de Todd
- migraine avec aura affectant le membre supérieur et la face

** Tumeur, malformation vasculaire, abcès...*

QUESTION N° 3 — **10** *points*

Paralysie faciale droite de type central : 3
- touchant l'hémiface droite du même côté que l'hémiplégie 1
- seule la partie inférieure de l'hémiface est touchée 2
- pas de signe de Charles Bell 2
- dissociation automaticovolontaire 2

QUESTION N° 4 — **10** *points*

Très en faveur de l'accident ischémique, ... 5

car le scanner est souvent normal dans les premières heures après l'AVC ischémique 3

Élimine une autre cause 2

QUESTION N° 5 — **15** *points*

Imagerie par résonance magnétique (IRM) : 4
- coupes axiales
- séquences classiques (T1, T2, Flair)

- séquences de diffusion/perfusion 2
- séquences en écho de gradient (T2*) 2
- séquences d'angiographie par résonance magnétique (ARM) artérielle 2
- des troncs supra-aortiques et du polygone de Willis 1

Diagnostic ultraprécoce* de l'AVC ischémique : 2
- séquences T2 normales
- perfusion diminuée et diffusion en hypersignal dans le territoire hypoperfusé. 1

Diagnostic étiologique : évaluation de la perméabilité des vaisseaux cervicocérébraux 1

par angio-RM

** Dans les 3 premières heures.*

QUESTION N° 6 — **7 points**

Non 2

Absence d'horaire de début de l'AVC : 2
- critère d'exclusion des protocoles de thrombolyse 1
- à réaliser dans un délai de 4 h 30* 2

** Extension d'AMM obtenue en février 2012.*

QUESTION N° 7 — **14 points**

Sténose athéromateuse carotidienne gauche ou athérosclérose de la carotide gauche 5

Mécanisme thromboembolique : 3

fragmentation d'un thrombus sur plaque d'athérosclérose et occlusion distale.. 2

Facteurs de risque d'athérosclérose des artères cervicocérébrales, par ordre d'importance :
- HTA 1
- tabac 1
- hypercholestérolémie 1
- diabète 1
- hérédité
- antécédents migraineux
- contraception œstroprogestative*

** En synergie avec le tabac chez la femme.*

QUESTION N° 8 — **3 points**

Facteurs de risque d'AVC communs avec les cardiopathies ischémiques :
- risque élevé de syndrome coronarien chronique (angor) 1
- et de syndrome coronarien aigu (infarctus myocardique et angor instable)...... 2

QUESTION N° 9 — **10** *points*

Hospitalisation	1
dans une unité d'urgence neurovasculaire	
Alitement strict avec surélévation de la tête inférieure à 30°	1
Monitorage cardiotensionnel et oxymétrique continu	
Surveillance clinique : constantes vitales et état neurologique	1
Traitement antiagrégant plaquettaire*	
Prévention des complications thromboemboliques par HBPM à dose isocoagulante**	3
Respect de l'augmentation de la pression artérielle mais utilisation d'un inhibiteur calcique si TA systolique supérieure à 220 mmHg***	
Prévention de l'ulcère de stress par inhibiteur de la pompe à protons	
Correction des troubles hydroélectrolytiques, dysglycémies, hyperthermie, et hypoxie	
Kinésithérapie motrice précoce	4

** Par exemple, aspirine, 160 à 250 mg/j.*
*** Par exemple, nadroparine (Fraxiparine®), 0,3 mL/j en injection sous-cutanée.*
**** Par exemple, nicardipine (Loxen®) au pousse-seringue électrique en continu.*

OBJECTIFS PÉDAGOGIQUES

Objectif principal :
N° 133 : Accidents vasculaires cérébraux.

Objectifs secondaires :
N° 5 : Indications et stratégies d'utilisation des principaux examens d'imagerie.

N° 128 : Athérome : épidémiologie et physiopathologie. Le malade polyathéromateux.

N° 192 : Déficit neurologique récent.

DIFFICULTÉ

1/3

CAS CLINIQUE N° 16

Madame P., droitière et âgée de 48 ans, est adressée par son ophtalmologiste aux urgences pour l'installation brutale il y a 3 jours d'un trouble visuel accompagné de céphalées modérées.

Mme P. a comme antécédents un tabagisme actif évalué à 50 paquets-année, trois thromboses veineuses profondes des membres inférieurs, il y a 15, 12 et 10 ans. La patiente a été traitée plusieurs années par Sintrom® (coumadine), remplacé il y a 5 ans par du Plavix® (clopidogrel) à la suite d'une amputation du 5e orteil gauche secondaire à une « artérite ». En postopératoire et dans les suites d'une artériographie par voie fémorale à visée diagnostique, une insuffisance rénale avait été constatée et imputée à l'injection de produit de contraste iodé. La fonction rénale n'a pas été contrôlée depuis.

La patiente n'a d'ailleurs pas de médecin traitant référent et pas d'autre traitement que le Plavix®, qu'elle avoue oublier de prendre assez souvent. Elle se déclare en bonne santé et finalement assez peu gênée par son problème visuel d'installation récente. Elle signale en revanche des problèmes de reconnaissance des lieux familiers apparus en même temps que le trouble visuel pour lequel elle a consulté son ophtalmologiste. En effet, depuis 3 jours elle se trompe de porte dans l'appartement où elle vit depuis 20 ans et est incapable de visualiser mentalement l'agencement du magasin où elle travaille comme vendeuse.

Vous examinez la patiente : l'examen neurologique est normal hormis l'anomalie visuelle pour laquelle elle consulte. Il n'y a notamment pas de négligence, ni d'agnosie visuelle. Il existe une dysphonie ancienne, d'après la patiente, caractérisée par une voix rauque attribuée au tabagisme. Vous entendez des souffles carotidiens et fémoraux, bilatéraux et quasi symétriques, cotés à 4/6. Les pouls périphériques sont tous perçus. Il n'y a pas de signes d'insuffisance cardiaque. L'abdomen est souple sans organomégalie.

La tension artérielle est mesurée à 17/9, le pouls à 80. La température est à 37 °C.

La patiente vous présente les résultats d'examens biologiques prescrits par le médecin ophtalmologiste : hémoglobine à 12 g/L, plaquettes à 102 000/mm^3, hématocrite à 47 %, leucocytes à 8 000/mm^3, TCA à 81 secondes (témoin à 35 secondes), INR à 1,02.

Questions

QUESTION N° 1

Votre confrère ophtalmologiste vous l'adresse après avoir réalisé l'examen ci-joint *(fig. 1)*. Interprétez-le. Quel est le trouble visuel présenté par la patiente ?

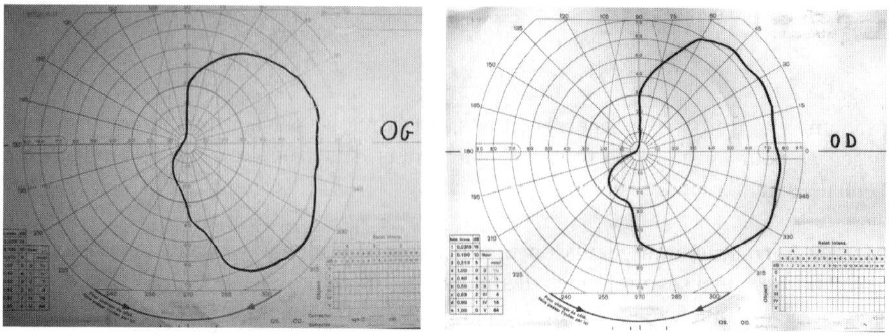

Figure 1

QUESTION N° 2

Que vous évoquent les résultats biologiques et les antécédents de la patiente ? Justifiez.

QUESTION N° 3

Citez, sans les détailler, les critères diagnostiques du syndrome suspecté ?

QUESTION N° 4

Quelle maladie systémique souvent associée au syndrome suspecté doit-on rechercher chez cette patiente ? Dans les antécédents, quel élément serait en particulier évocateur de cette maladie systémique ?

QUESTION N° 5

Quel bilan biologique réalisez-vous à visée diagnostique du syndrome suspecté et de la maladie systémique évoquée ?

QUESTION N° 6

Dans le contexte, quelle(s) étiologie(s) au trouble visuel actuel évoquez-vous ?

QUESTION N° 7

Vous réalisez l'imagerie suivante *(fig. 2)*. Interprétez-la. Explique-t-elle la symptomatologie ?

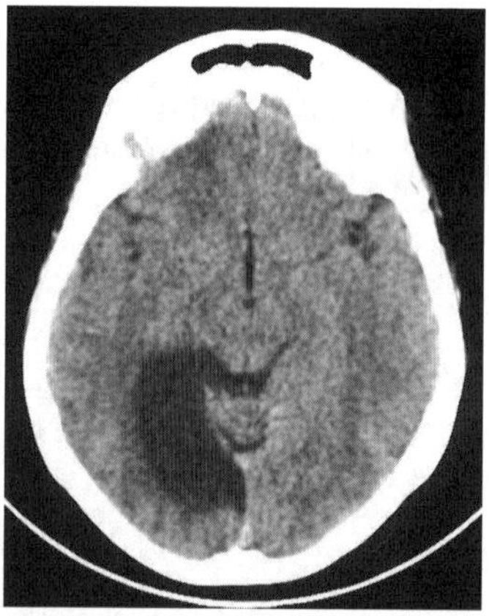

Figure 2 – Scanner cérébral sans injection de produit de contraste

QUESTION N° 8

Votre bilan étiologique confirme l'existence du syndrome suspecté mais il n'est pas associé à la maladie systémique évoquée à la question n° 4. Quel diagnostic auriez-vous évoqué si vous aviez retrouvé à l'examen clinique un livedo suspendu, non infiltré, du dos, de l'abdomen ?

QUESTION N° 9

Décrivez les principes de la prise en charge du risque cardiovasculaire chez cette patiente ?

Réponses

QUESTION N° 1 — **9** *points*

Champs visuels de l'œil droit et de l'œil gauche au périmètre de Goldmann	1
montrant une amputation de la partie gauche des deux champs visuels	4
Donc : hémianopsie latérale homonyme gauche d'installation brutale	4

QUESTION N° 2 — **11** *points*

Syndrome des antiphospholipides (SAPL), évoqué devant :	5
• les antécédents cliniques thrombotiques artériels et veineux	2
• l'allongement important spontané du temps de céphaline activée (TCA)	2
• la thrombopénie	2

QUESTION N° 3 — **15** *points*

Le diagnostic* nécessite la présence d'un événement clinique et d'un critère biologique	2
Les critères cliniques validants sont :	
• une ou plusieurs thromboses vasculaires artérielles, artériolaires ou veineuses	3
• une morbidité obstétricale**	3
Les critères biologiques validants sont :	
• anticorps anticardiolipines :	4
– IgG et/ou IgM présentes à titre élevé ou moyen	
– à au moins deux reprises séparées d'au moins 6 semaines	
– et mesurées par un test ELISA standardisé pour la bêta-2-glycoprotéine 1	
• anticoagulant circulant de type lupique (antiprothrombinase) :	3
– présent dans le plasma à au moins deux reprises séparées de 6 semaines	
– détecté par un allongement d'un test de coagulation de dépistage, par exemple du TCA***	

** D'après les critères de Sapporo, consensus d'experts sur le diagnostic du syndrome des anticorps antiphospholipides primitif.*
*** Trois (ou plus) fausses couches spontanées inexpliquées sans cause anatomique, génétique ou hormonale retrouvée.*
Ou une (ou plus) mort fœtale > 10 semaines d'aménorrhée (SA), sans aucune anomalie morphologique documentée par échographie ou étude fœtopathologique.
Ou un (ou plus) accouchement prématuré < 34 SA d'un enfant morphologiquement normal, associé à une prééclampsie sévère ou une insuffisance placentaire sévère.
**** Absence de correction de ce test anormal par l'adjonction de plasma témoin mais correction ou raccourcissement du test anormal par adjonction d'un excès de phospholipides et exclusion d'autres coagulopathies (inhibiteur du facteur VIII) ou héparinothérapie en fonction du contexte.*

QUESTION N° 4 **7 points**

Lupus érythémateux disséminé accompagné d'anticorps antiphospholipides 4

et qui pourrait être compliqué ici d'une atteinte rénale par glomérulopathie lupique, ... 1

évoquée devant l'antécédent d'insuffisance rénale constatée il y a 5 ans et non explorée 2

QUESTION N° 5 **20 points**

Pour le diagnostic de SAPL :
- recherche d'un anticorps anticoagulant de type lupique (antiprothrombinase)* 2
- recherche d'un anticorps anticardiolipine 1
- recherche d'un anticorps anti-β2-GP1 1
- VDRL-TPHA

Pour le diagnostic de LED :
- recherche d'anticorps anti-ADN natif 3
- recherche d'anticorps antinucléaires anti-Sm 2
- dosage des fractions C3, C4, CH50, à la recherche d'une hypocomplémentémie 1

Bilan immunitaire :
- recherche d'anticorps antinucléaires (ACAN) 2
- test de latex Waaler-Rose 1
- recherche de complexes immuns circulants 2
- cryoglobulinémie 1
- test de Coombs plaquettaire

Bilan inflammatoire :
- vitesse de sédimentation 2
- électrophorèse des protéines plasmatiques 2

** Allongement du TCA non corrigé par l'ajout d'un plasma témoin déplété en plaquettes et corrigé par l'ajout d'un excès de phospholipides (plaquettes).*

QUESTION N° 6 **6 points**

Accident vasculaire cérébral ischémique : 5
- secondaire à une thrombose artérielle
- ou de façon moins probable à une thrombophlébite cérébrale 1

QUESTION N° 7 **10 points**

Hypodensité pariéto-occipitale droite 1

avec effet de masse sur la corne occipitale du ventricule droit 1

Évocatrice d'un infarctus cérébral constitué dans le territoire de l'artère cérébrale postérieure droite 3

Absence d'hémorragie intracérébrale et de processus expansif intracrânien

Explique l'HLH gauche par atteinte rétrochiasmatique des voies optiques droites* 5

** Cette atteinte hémisphérique droite peut expliquer également chez cette patiente droitière les troubles de la reconnaissance spatiale des espaces familiers.*

QUESTION N° 8 — **6** *points*

Syndrome de Sneddon, ... 6

évoqué devant l'association d'un AVC ischémique et d'un livedo dans un contexte de SAPL

QUESTION N° 9 — **16** *points*

Prise en charge des facteurs de risque cardiovasculaires, dans le cadre :
- de la prévention secondaire du risque d'accident cérébrovasculaire et d'artériopathie oblitérante des membres inférieurs
- et de la prévention *a priori* primaire du risque d'angor ou d'infarctus myocardique

Mesures hygiénodiététiques : arrêt impératif du tabac 4

Contrôle de la tension artérielle par un traitement antihypertenseur 3

ayant prouvé son efficacité en prévention secondaire de l'AVC ischémique*

Détection et lutte contre les autres facteurs de risque cardiovasculaires :
- diabète 1
- dyslipidémies 1

Traitement antithrombotique par antiagrégant (type aspirine ou clopidogrel) ... 2

et/ou décoagulant de type antivitamine K 2

Traitement étiologique immunologique** 3

** Par exemple, association d'un inhibiteur de l'enzyme de conversion de l'angiotensine (Coversyl®) et d'un diurétique thiazidique (Fludex®) selon l'étude Progress.*
*** Il repose sur l'utilisation de corticoïdes, d'immunosuppresseurs, d'échanges plasmatiques ou d'immunoglobulines intraveineuses, seuls ou en association.*

RÉFÉRENCES

PROGRESS collaborative group. **Randomized trial of a perindopril-based blood-pressure-lowering regimen among 6,105 individuals with previous stroke or transient ischaemic attack.** Lancet 2001 ; 358 (9287) : 1033-41.

Wilson WA, Gharavi AE, Koike T, Lockshin MD, Branch DW, Piette JC et al. **International consensus statement on preliminary classification criteria for definite antiphospholipid syndrome. Report of an international workshop.** Arthritis Rheum 1999 ; 42 : 1309-11.

OBJECTIFS PÉDAGOGIQUES

Objectif principal :
N° 133 : Accidents vasculaires cérébraux.

Objectifs secondaires :
N° 117 : Lupus érythémateux disséminé. Syndrome des antiphospholipides.

N° 129 : Facteurs de risque cardiovasculaires et prévention.

N° 192 : Déficit neurologique récent.

DIFFICULTÉ

3/3

CAS CLINIQUE N° 17

Monsieur Q., âgé de 71 ans, consulte pour des difficultés à la marche et des troubles sensitifs pelviens et des membres inférieurs.

Le patient vous décrit une fatigabilité à la marche associée à des paresthésies sous la plante des pieds, accompagnées parfois de douleurs traçantes du bas du dos jusqu'au pied à droite ou à gauche.

Il est par ailleurs très constipé depuis quelques semaines. Sur le plan urinaire, il relate des épisodes de rétention d'urine avec des accès de mictions impérieuses. Il évoque aussi des troubles récents de l'érection.

Ces troubles se sont installés progressivement depuis une semaine alors que tout allait bien mises à part des douleurs du dos et du bassin présentes depuis quelques années. Depuis 1 mois, les douleurs siégeaient préférentiellement à la hanche droite dès le matin jusqu'au soir et elles étaient aggravées par l'appui à la marche. Il a apporté avec lui une radiographie de bassin réalisée il y a 5 ans. Elle montre un aspect fibrillaire anarchique de l'aile iliaque droite avec une corticale hypertrophiée.

Vous ne retrouvez pas à l'interrogatoire, rendu difficile par une surdité, d'altération de l'état général, d'amaigrissement récent, ni d'épisodes fébriles. Une VS, une CRP et une numération-formule sanguine ont été réalisées il y a 8 jours et sont sans anomalies.

À l'examen, vous retrouvez un déficit sensitif à tous les modes des deux membres inférieurs remontant jusqu'au pli de l'aine et qui, au niveau des fesses, s'étend jusqu'à la marge anale. Les réflexes anal et bulbocaverneux sont abolis. Les réflexes aux membres inférieurs sont vifs et diffusés et vous retenez un signe de Babinski bilatéral. Le rachis est souple. La mobilité de la hanche droite est la suivante : flexion à 80°, extension à 5°, abduction à 15°, adduction à 10°, rotation interne à 10°, rotation à 10°. La flexion active de la cuisse sur le bassin est déficitaire à gauche et à droite. Il n'y a pas d'amyotrophie ni de fasciculations.

Questions

QUESTION N° 1

Faites l'analyse sémiologique du tableau neurologique.

QUESTION N° 2

Quel est votre diagnostic positif neurologique ?

QUESTION N° 3

Vous recherchez les réflexes crémastérien et cutanés abdominaux. Que trouvez-vous ?

QUESTION N° 4

Quel examen réalisez-vous pour confirmer votre diagnostic neurologique ? Précisez les modalités de sa réalisation et ce que vous en attendez.

QUESTION N° 5

Dans ce contexte, et en tenant compte de l'ensemble des éléments, quel est le diagnostic étiologique le plus probable de l'atteinte neurologique ? Justifiez.

QUESTION N° 6

Vos examens confirment votre suspicion diagnostique. Quelles sont les hypothèses physiopathologiques pour expliquer l'atteinte neurologique ?

QUESTION N° 7

L'examen acoumétrique retrouve une surdité bilatérale asymétrique mixte. Quelle peut être dans ce contexte la pathogénie de cette surdité ?

QUESTION N° 8

Quels examens biologiques réalisez-vous ? Qu'en attendez-vous ? Justifiez.

QUESTION N° 9

Décrivez votre prise en charge thérapeutique en urgence.

QUESTION N° 10

Décrivez les grandes lignes de votre prise en charge à moyen terme.

Réponses

QUESTION N° 1 — 12 points

Syndrome du cône terminal, associant :	3
• un syndrome sous-lésionnel médullaire de niveau D12/L1 :	3
- syndrome pyramidal :	3
- déficit moteur : fatigabilité à la marche et atteinte du psoas*	
- hyper-réflexivité ostéotendineuse des membres inférieurs	
- signe de Babinski bilatéral	
- déficit sensitif de niveau supérieur D12**	
- troubles génitosphinctériens sévères et précoces	
• un syndrome lésionnel des racines de la queue de cheval :	3
- douleurs radiculaires sciatiques L5 et/ou S1 bilatérales	
- accompagnées d'une hypoesthésie en selle et de troubles sphinctériens	

** Niveau L1.*
*** Pli de l'aine.*

QUESTION N° 2 — 5 points

Compression médullaire non traumatique du cône terminal	5

QUESTION N° 3 — 6 points

Crémastérien aboli	2
Cutanés abdominaux inférieurs abolis	2
Cutanés abdominaux supérieurs conservés	2

QUESTION N° 4 — 10 points

Imagerie par résonance magnétique (IRM) médullaire :	5
• en urgence	5
• comprenant des séquences T2 et T1 sans et avec injection de gadolinium	
• permettant de :	
- cartographier* la souffrance médullaire**	
- déterminer la topographie du processus lésionnel***	
- d'apprécier le risque potentiel de souffrance médullaire suraiguë****	

** Car permet l'étude de la moelle dans les trois plans de l'espace.*
*** Ici localisée cliniquement au cône terminal.*
**** Épidurale, intradurale, extra ou intramédullaire.*
***** Redoutée dans cette compression lente.*

QUESTION N° 5 — **15** *points*

Maladie de Paget osseuse plurifocale compliquée	5
d'une compression médullaire lente par probable vertèbre lombaire pagétique	
La maladie de Paget est évoquée devant :	
• l'atteinte du bassin douloureuse ancienne	
• avec aspect radiographique typique	5
• la probable coxopathie pagétique droite, suspectée devant :	2
- les douleurs mécaniques de la hanche droite	
- les limitations des amplitudes articulaires passives	
• la surdité ancienne	3
• chez cet homme âgé	

QUESTION N° 6 — **6** *points*

Compression médullaire* par une vertèbre pagétique hypertrophiée	3
et/ou	
Hémodétournement** par hyperhémie osseuse	3

** Par rétrécissement du canal rachidien.*
*** Ou vol vasculaire.*

QUESTION N° 7 — **5** *points*

Pathogénie mixte,	
liée à l'atteinte du rocher par l'ostéopathie :	1
• surdité de transmission par ankylose stapédovestibulaire	2
• surdité de perception par atteinte cochléaire	2

QUESTION N° 8 — **6** *points*

Phosphatases alcalines sériques (PAL) augmentées	2
car hyperactivité ostéoblastique	1
Hydroxyprolinurie augmentée et NTX/CTX urinaires* augmentés	1
car hyperactivité ostéoclastique	1
Vitesse de sédimentation : normale	
Phosphatémie et calcémie normales	1

** Télopeptides de liaison du collagène (extrémités N et C terminales).*
Le dosage des PAL et le bilan phosphocalcique ont un intérêt dans le suivi ultérieur de l'efficacité du traitement.

QUESTION N° 9 — 21 *points*

Hospitalisation en urgence	3
à proximité ou dans un service de neurochirurgie	2
Traitement en urgence de la compression médullaire :	4
• biphosphonates par perfusion intraveineuse*	4
• calcitonine en administration quotidienne**	1
Si échec du traitement médical et/ou compression réelle sans hémodétournement :	2
décompression chirurgicale en urgence	5

** Par exemple, Aredia® (pamidronate) : 60 à 90 mg en perfusion unique.*
*** Par exemple, Cibacalcine® : 0,5 mg/j en sous-cutané.*

QUESTION N° 10 — 13 *points*

Traitement de fond de la maladie de Paget symptomatique et évolutive :	1
biphosphonates par voie orale*	4
Surveillance clinique et biologique : • douleurs, amplitudes articulaires • bilan phosphocalcique et marqueurs du remodelage osseux	
Traitement antalgique à adapter aux différents types de douleurs :	2
• nociceptives = lombalgies et coxalgies mécaniques**	1
• neurogènes = radiculalgies et paresthésies***	1
À moyen terme : prothèse totale de hanche droite sur coxopathie pagétique	2
Prise en charge de la surdité irréversible : traitement prothétique et orthophonique	2

** Par exemple, Actonel® (risédronate) : 30 mg/j pendant 2 mois.*
*** Paracétamol et/ou anti-inflammatoires non stéroïdiens.*
**** Antidépresseurs tricycliques et/ou antiépileptiques.*

OBJECTIFS PÉDAGOGIQUES

Objectif principal :
N° 231 : Compression médullaire non traumatique et syndrome de la queue de cheval.

Objectifs secondaires :
N° 192 : Déficit neurologique récent.

N° 279 : Radiculalgie et syndrome canalaire.

N° 301 : Déficit moteur et/ou sensitif des membres.

N° 306 : Douleurs des membres et des extrémités.

DIFFICULTÉ

3/3

CAS CLINIQUE N° 18

Monsieur R., âgé de 28 ans, consulte aux urgences pour des céphalées intenses depuis 48 h.

Ce patient d'origine tunisienne n'a pas d'antécédents familiaux particuliers. Il présente comme antécédents personnels un tabagisme évalué à 7 paquets-année, et une phlébite du membre inférieur gauche survenue il y a 5 ans dans un contexte d'immobilisation pour entorse de cheville. Il présente également une quasi-cécité de l'œil gauche séquellaire d'une uvéite antérieure aiguë survenue il y a 1 an, pour laquelle le bilan étiologique prescrit n'avait pas été réalisé par le patient.

Le patient, marié et père d'une fillette de 3 ans en bonne santé, exerce la profession de garde forestier depuis 10 ans. Il ne prend aucun traitement hormis du paracétamol pour des lombalgies chroniques, mal calmées par les antalgiques, qu'il évite d'ailleurs de prendre car cela lui donne « des aphtes dans la bouche ». L'épouse du patient vous signale discrètement l'existence de lésions génitales érosives évoluant également par poussées depuis environ 1 an.

Depuis 2 jours, le patient souffre de céphalées diffuses, en étau, quasi permanentes, maximales le matin. Elles sont d'intensité croissante depuis quelques jours et associées à des nausées et à un épisode de vomissement ce jour. Il est fatigué et a du mal à se concentrer.

Questions

QUESTION N° 1

Qu'évoquez-vous devant ces céphalées ? Dans cette hypothèse, quels autres signes cliniques recherchez-vous ? Justifiez.

QUESTION N° 2

Votre examen clinique retrouve un patient conscient mais somnolent, avec une température corporelle à 37,5 °C, une tension artérielle à 15/7, un pouls à 100/min. Il n'y a pas de déficit sensitivomoteur, ni de syndrome méningé. Les réflexes ostéotendineux sont vifs, symétriques, non diffusants. Il n'y a pas de paralysie oculomotrice. L'auscultation cardio-pulmonaire est normale. L'abdomen est souple, sans organomégalie.

Vous pratiquez l'imagerie ci-contre *(fig. 1)*. Interprétez-la.

QUESTION N° 3

Quel diagnostic neurologique évoquez-vous devant ces céphalées d'après la clinique actuelle et l'imagerie (sans tenir compte des antécédents) ? Justifiez.

QUESTION N° 4

Comment confirmez-vous votre hypothèse diagnostique ? Décrivez les résultats attendus des examens paracliniques que vous réalisez pour confirmer votre hypothèse diagnostique positive devant ce tableau neurologique.

QUESTION N° 5

Alors que votre hypothèse diagnostique a été confirmée, l'état neurologique de M. R. se dégrade, avec l'installation rapide d'un syndrome pyramidal des membres inférieurs bilatéral avec un déficit moteur de la jambe droite puis de la gauche. Qu'évoquez-vous devant cette aggravation ? Que vous attendez-vous à voir sur le nouveau scanner non injecté réalisé en urgence ?

QUESTION N° 6

Quels sont les principes de votre prise en charge thérapeutique ?

QUESTION N° 7

D'après ses antécédents, quelle maladie causale suspectez-vous chez ce patient ? Justifiez.

QUESTION N° 8

En faisant abstraction du contexte neurologique actuel, mais en tenant compte des antécédents, citez trois autres étiologies qui pourraient expliquer l'uvéite antérieure aiguë présentée, il y a 1 an, par le patient ? Justifiez.

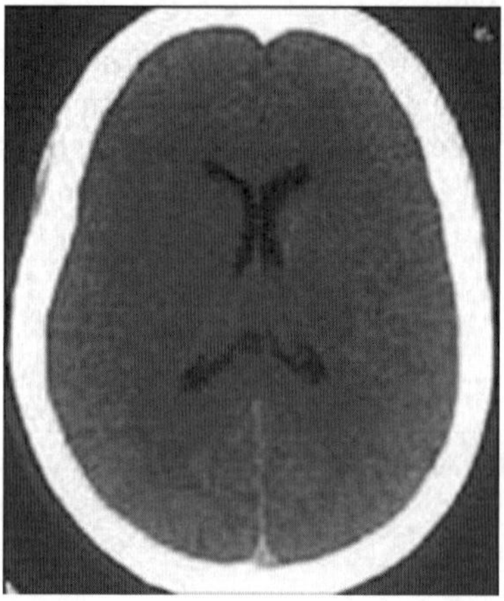

Figure 1 - Scanner cérébral sans injection de produit de contraste

Réponses

QUESTION N° 1 — **20** *points*

Syndrome d'hypertension intracrânienne (HTIC)	5
On recherchera des signes cliniques évocateurs d'HTIC :	
• céphalées augmentées par les efforts et en position couchée	2
• vomissements en jet, soulageant la céphalée	2
• ralentissement psychique, voire syndrome confusionnel : somnolence ou troubles de la vigilance, désorientation spatiale et temporelle	
• diplopie, notamment par paralysie du VI	2
• baisse d'acuité visuelle récente évocatrice d'un œdème papillaire	3
Recherche au fond d'œil d'un œdème de stase	4
Signes orientant vers une étiologie à l'HTIC*	1
Signes de gravité : évaluation du risque d'engagement**	1

** Exposition à des toxiques (CO, plomb) ou médicaments (dérivés de la vitamine A, cyclines, corticoïdes) inducteurs d'HTIC, signes de localisation évoquant un processus expansif intracérébral, crises convulsives...*
*** Aggravation des troubles de vigilance voire coma, troubles végétatifs (tachy-bradycardie, HTA, hypothermie...), troubles respiratoires, anomalie pupillaire (notamment mydriase unilatérale).*

QUESTION N° 2 — **10** *points*

Ventricules amincis	3
Avec des sillons corticaux peu visibles	3
Sans autre anomalie visible	
Évocateur d'un œdème cérébral diffus	3
Sans lésion focalisée visualisée	1

QUESTION N° 3 — **10** *points*

Thrombophlébite cérébrale, évoquée devant :	5
• la clinique :	
- sujet jeune	1
- syndrome d'HTIC :	1
- rapidement évolutif	1
- isolé cliniquement	
• le scanner cérébral :	
- œdème cérébral	1
- sans lésion focalisée visualisée	1

Les antécédents du patient sont par ailleurs évocateurs d'une pathologie systémique prothrombogène de type maladie de Behçet.

QUESTION N° 4 **16** *points*

Imagerie par résonance magnétique (IRM) encéphalique : 5
- avec séquences parenchymateuses* et séquences en écho de gradient (T2*)
- et surtout avec des séquences d'angio-RM veineuse 5

À la recherche d'une thrombophlébite cérébrale, révélée par :
- la non-visualisation d'un sinus veineux sur les coupes d'angio-RM veineuse 4
- une image de veine thrombosée en hypersignal sur les séquences T1 1
- et en hyposignal sur les séquences T2* 1

En cas d'IRM non disponible ou contre-indiquée ou douteuse, artériographie cérébrale avec temps veineux tardifs, à la recherche :
- d'une non-perfusion traduisant la thrombose veineuse
- d'un sinus veineux et/ou d'une veine corticale

** T1, T2, T1 avec et sans injection de gadolinium.*
On recherchera également une image d'infarctus cérébral veineux compliquant éventuellement la thrombophlébite.

QUESTION N° 5 **10** *points*

Œdème de stase d'origine veineuse par thrombose du sinus longitudinal supérieur 5

Sur le scanner non injecté, on s'attend à voir :
- une hypodensité frontale médiane bilatérale 3
- sans systématisation artérielle 2

QUESTION N° 6 **17** *points*

Hospitalisation en urgence 3

Conditionnement : pose d'une voie veineuse périphérique 1

Traitement spécifique décoagulant par héparinothérapie IV à la seringue électrique : 4
- objectif : TCA entre 1,5 et 2 fois le témoin
- puis relais par antivitamines K oraux poursuivis au moins 6 mois 2

Traitement de l'hypertension intracrânienne : 1
- tête surélevée du plan du lit à 30° 2
- mannitol en perfusion intraveineuse 2

Traitement symptomatique : antalgique et antiémétique 1

Kinésithérapie motrice précoce 1

Surveillance :
- clinique : constantes, neurologique, fond d'œil, complications hémorragiques
- biologique : TCA puis TP et INR, numération plaquettaire, hémoglobine, ionogramme
- radiologique : scanner cérébral à 48 heures et IRM cérébrale à 3 mois

QUESTION N° 7 **11 *points***

Maladie de Behçet, suspectée devant: 5
- le terrain: homme jeune, originaire du Moyen-Orient
- les antécédents évocateurs:
  - aphtose bipolaire récidivante (aphtose buccale et ulcères génitaux récurrents) 2
  - uvéite antérieure aiguë 2
  - thromboses veineuses récidivantes 2

En fait, le diagnostic de maladie de Behçet est clinique et pourrait être posé ici d'après les critères internationaux publiés en 1990, si les ulcérations orales ont récidivé plus de trois fois en 1 an.

QUESTION N° 8 **6 *points***

La maladie de Lyme, devant la profession du patient l'exposant à des piqûres de tiques 2

La syphilis, à l'évocation des lésions génitales signalées par l'épouse 2

La spondylarthrite ankylosante: douleurs lombaires chroniques chez cet homme jeune 2

OBJECTIFS PÉDAGOGIQUES

Objectif principal:
N° 188: Céphalée aiguë et chronique.

Objectifs secondaires:
N° 116: Pathologies auto-immunes: aspects épidémiologiques, diagnostiques et principes de traitement.

N° 133: Accidents vasculaires cérébraux.

N° 175: Prescription et surveillance d'un traitement antithrombotique.

N° 187: Anomalie de la vision d'apparition brutale.

N° 192: Déficit neurologique récent.

N° 301: Déficit moteur et/ou sensitif des membres.

DIFFICULTÉ

2/3

CAS CLINIQUE N° 19

Madame S., âgée de 60 ans, consulte aux urgences en début d'après-midi pour l'apparition brutale d'une douleur cervicobrachiale.

Ses antécédents comportent : une allergie à la pénicilline, une hystérectomie pour fibrome il y a 5 ans, 3 épisodes de phlébites profondes des membres inférieurs il y a 20, 18 et 15 ans, ayant révélé un trouble de la coagulation dont la patiente ne sait plus la nature exacte. Elle prend de l'acénocoumarol (Sintrom®) depuis 15 ans. Elle est hypertendue, traitée par lercanidipine (Lercan®), 10 mg/j. Elle souffre depuis plusieurs années d'une gonarthrose bilatérale pour laquelle un traitement chirurgical est prévu à moyen terme. Elle prend des anti-inflammatoires non stéroïdiens (AINS) avec de l'oméprazole (Mopral®) en automédication. On retrouve également à l'interrogatoire des cervicalgies chroniques, notamment en extension prolongée, « comme chez le coiffeur », vous précise-t-elle. Ces cervicalgies ont été imputées à une discarthrose responsable d'une hernie discale en C5-C6.

Il y a une heure, alors qu'elle faisait ses comptes, elle a ressenti brutalement une violente douleur irradiant de la région cervicale vers le bras gauche, déclenchée par le soulèvement d'une pile de dossiers. La douleur cervicale est toujours présente. Dans le bras gauche, elle décrit des paresthésies de l'épaule, de la face antéro-externe du bras et de l'avant-bras vers la paume de la main et le pouce.

À l'examen, la température corporelle est de 37,5 °C, la tension artérielle à 15/8, le pouls à 80/min. L'examen neurologique constate un déficit moteur coté à 3/5 du deltoïde, des rotateurs des épaules, du biceps, du brachial antérieur et des fléchisseurs des doigts, avec une hypoesthésie dans le territoire où siègent les paresthésies. Les réflexes bicipital et styloradial sont abolis à gauche et normaux à droite. Il existe une attitude antalgique cervicale avec disparition de la lordose et inflexion du rachis, associée à une contracture musculaire et une limitation douloureuse des mouvements du rachis cervical. La douleur est augmentée par les mouvements du cou et en partie calmée au repos.

Le reste de l'examen, neurologique et général, est sans particularité.

Questions

QUESTION N° 1

Devant les antécédents de la patiente et la sémiologie présentée, quel diagnostic simple peut être évoqué ? Quel niveau d'atteinte suspectez-vous ?

QUESTION N° 2

Devant les antécédents de la patiente, quel mécanisme lésionnel peut être évoqué en premier lieu ? Justifiez.

QUESTION N° 3

Dans le cadre de l'hypothèse fondée sur les antécédents de la patiente, quelle stratégie diagnostique vous semble nécessaire ? Justifiez.

QUESTION N° 4

Décidez-vous d'hospitaliser la patiente ? Justifiez.

QUESTION N° 5

Deux heures plus tard, alors qu'elle effectue un transfert du fauteuil roulant au brancard, vous constatez qu'elle ne mobilise plus son membre supérieur gauche et qu'il est apparu un déficit moteur du membre inférieur gauche. Elle a toujours très mal dans la nuque et jusqu'en haut le long de la colonne, et de façon paroxystique dans le bras gauche. À l'examen analytique, vous constatez une hémiparésie gauche respectant la face, prédominant au membre supérieur (plégique) et cotée à 3/5 au membre inférieur. À droite, il est apparu une parésie distale du membre inférieur droit à 4/5. Vous retenez cette fois-ci un signe de Babinski bilatéral alors que le réflexe cutané plantaire était indifférent lors du premier examen. Il existe un déficit sensitif à tous les modes des membres inférieurs, prédominant nettement à gauche et remontant jusqu'à la xiphoïde. Les réflexes cutanéoabdominaux sont abolis. La patiente vous signale qu'elle n'a pas uriné depuis le matin. Le membre supérieur gauche est anesthésié.

Faites l'analyse sémiologique de l'observation. Qu'en concluez-vous ?

QUESTION N° 6

Vous avez reçu les examens biologiques que vous avez prescrits. L'INR est à 5, le TP à 20 %, le TCA à 35 pour un témoin à 38. Le reste du bilan biologique est sans anomalie.

Vous réalisez l'imagerie suivante *(fig. 1)*. Interprétez-la.

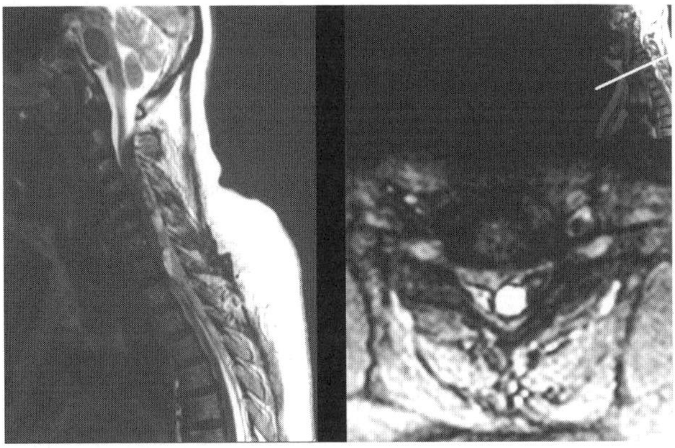

Figure 1 - Imagerie par résonance magnétique (IRM) médullaire cervicale (séquence T2)

QUESTION N° 7

Quel diagnostic étiologique devez-vous évoquer ? Quelle peut en être l'explication chez cette patiente ?

QUESTION N° 8

Décrivez les principes de votre prise en charge thérapeutique à court terme.

Réponses

QUESTION N° 1 — **10** *points*

Névralgie cervicobrachiale (NCB)* 5

de topographie radiculaire C5/C6 gauche 5

** La NCB est évoquée devant une douleur, unilatérale, irradiant de la région cervicale vers le membre supérieur, de topographie radiculaire, avec des signes de souffrance radiculaire (déficit moteur, sensitif et réflexe dans le territoire des racines C5/C6 gauches), et des signes rachidiens (raideur douloureuse avec contracture, limitation douloureuse de la mobilité et attitude antalgique).*

QUESTION N° 2 — **10** *points*

Exclusion de la hernie discale ancienne C5/C6 6

Évoquée devant :
- une douleur de topographie radiculaire C5/C6 1
- déclenchée par un effort de soulèvement 1
- d'allure mécanique* 1
- chez une patiente d'âge mûr
- aux antécédents de hernie discale sur discarthrose cervicale 1

** Car majorée par les mouvements et soulagée par l'immobilisation.*

QUESTION N° 3 — **10** *points*

Radiographies simples de face et de profil du rachis cervical, ... 2

à visée diagnostique étiologique : à la recherche de signes de cervicarthrose* 1

IRM de la moelle cervicale en urgence car présence d'un déficit moteur, ... 4

à visée diagnostique étiologique, à la recherche :
- d'une compression radiculaire par une hernie discale exclue 3
- ou d'un autre processus compressif

** Et notamment de discarthrose.*
Ces examens diagnostiques seront réalisés en urgence car présence d'un déficit moteur.

QUESTION N° 4 — **9** *points*

Oui 3

Car un transfert en urgence en milieu chirurgical est indispensable 3

Car probable NCB paralysante 3

QUESTION N° 5 — 20 points

Syndrome sous-lésionnel médullaire d'installation aiguë :

- syndrome pyramidal des membres inférieurs : 2
- paraparésie, signe de Babinski bilatéral, abolition des réflexes cutanéoabdominaux ....
- déficit sensitif : cordonal postérieur et spinothalamique de niveau supérieur D6 3
- troubles sphinctériens révélés par une rétention aiguë d'urine 2

Syndrome lésionnel radiculaire du membre supérieur gauche : 3

- douleurs paroxystiques radiculaires, déficit sensitif, déficit moteur
- abolition des réflexes tendineux

Syndrome rachidien avec douleur cervicodorsale

Donc tableau de compression médullaire cervicale de niveau lésionnel initial C5/C6 5

d'installation aiguë

Donc urgence chirurgicale absolue 5

QUESTION N° 6 — 7 points

Coupes sagittales et axiales en séquence T2, montrant ....

un processus expansif intrarachidien* en hypersignal spontané : 5

- comprimant la moelle cervicale 1
- évocateur d'un hématome épidural** 1

** S'étendant de C3 à D3.*

*** Volumineux et compressif.*

QUESTION N° 7 — 18 points

Hématome intrarachidien cervical* : 8

- spontané 1
- secondaire à une décoagulation iatrogène par antivitamine K 4
- déséquilibrée par la prise d'AINS et d'oméprazole en automédication 5

** Responsable d'une compression médullaire cervicale.*

QUESTION N° 8 — 16 points

Prise en charge neurochirurgicale en urgence : évacuation de l'hématome intrarachidien* 8

Au préalable :

- correction de l'INR avant la chirurgie, par : 3
  - arrêt du Sintrom® 1
  - administration de vitamine K** 1
  - administration de concentré de facteurs vitamine K-dépendants*** 1
- contrôle de l'INR et du TP

- conditionnement de la patiente :
  - pose d'une sonde à demeure, voie veineuse périphérique
  - monitorage cardiotensionnel et respiratoire en continu
- bilan préopératoire : 2
- notamment, deux déterminations du groupe sanguin et sérologies prétransfusionnelles

** Par laminectomie cervicale.*
*** Perfusion lente de 10 mg de vitamine K1.*
**** Type Kascadil® (PPSB ou fraction coagulante).*

OBJECTIFS PÉDAGOGIQUES

Objectif principal :
N° 231 : Compression médullaire non traumatique et syndrome de la queue de cheval.

Objectifs secondaires :
N° 57 : Arthrose.

N° 182 : Accidents des anticoagulants.

N° 192 : Déficit neurologique récent.

N° 215 : Rachialgie.

N° 279 : Radiculalgie et syndrome canalaire.

N° 301 : Déficit moteur et/ou sensitif des membres.

N° 306 : Douleur des membres et des extrémités.

DIFFICULTÉ

2/3

CAS CLINIQUE N° 20

Monsieur T., âgé de 64 ans, est atteint d'une maladie de Parkinson évoluant depuis 5 ans. Il vient vous consulter car il se plaint d'une aggravation de ses troubles moteurs.

Le malade, qui travaillait dans une administration, est retraité depuis l'âge de 60 ans. Il ne fume pas et ne consomme pas d'alcool. Il a été opéré à l'âge de 50 ans d'une hernie inguinale et souffre depuis plus de 10 ans de troubles digestifs épisodiques attribués à une hernie hiatale. Ses antécédents familiaux sont sans particularité.

Depuis le début de ses troubles, il est traité par Modopar® (L-dopa + benzérazide) : 250 mg à 7 h, 12 h et 19 h. Pour sa hernie hiatale, il prend du Primpéran® (métoclopramide) 1 à 3 fois par jour avant les repas. En fait, ce traitement a été prescrit il y a 2 mois par le médecin de garde consulté en urgence dans un contexte de gastroentérite aiguë. Depuis 3 mois, il prend chaque soir 10 gouttes de Théralène® (alimémazine) au coucher car il a du mal à s'endormir.

Actuellement, il vous dit être davantage gêné pour marcher et il présente parfois de véritables blocages, en particulier au démarrage, au réveil, vers 11 h le matin, et vers 17 h 30 l'après-midi. Il est aussi très gêné pour écrire. Sa parole est de plus en plus difficilement compréhensible, ce que confirme son épouse. Celle-ci signale aussi une incontestable évolution dépressive de l'humeur. Elle vous rapporte également la présence d'épisodes de mouvements involontaires du bras gauche, qui « part vers l'arrière tout seul en s'enroulant », vers 9 h 30 et 14 h alors que le patient est bien débloqué. Il lui arrive en outre de présenter des contractures douloureuses des deux pieds vers 11 h et 17 h.

Le patient a aussi présenté deux « malaises » sans perte de connaissance alors qu'il se levait d'une position assise à une position debout. Il décrit une sensation de vertige précédant la survenue d'un « voile noir » devant les yeux.

L'examen neurologique de ce malade confirme l'existence d'une akinésie globale assez marquée, marche à petits pas, demi-tour difficile, dysarthrie, hypersialorrhée et micrographie sévère. Il existe un tremblement affectant les deux mains, plus marqué à droite et diffusant par moment aux deux membres inférieurs. Le reste de l'examen somatique est normal. L'auscultation cardiaque est sans particularité. Le pouls est régulier à 76 pulsations/min et la pression artérielle est à 140/80 mmHg.

Questions

QUESTION N° 1

Comment interprétez-vous les deux « malaises » présentés par le patient ? Comment peuvent-ils être expliqués ?

QUESTION N° 2

Quelle prise en charge proposez-vous pour les malaises du patient ?

QUESTION N° 3

Comment interprétez-vous les mouvements anormaux signalés par l'épouse du patient ?

QUESTION N° 4

L'épouse du patient se demande si les traitements pris pour la hernie hiatale et les troubles du sommeil sont bien adaptés. Que lui répondez-vous ?

QUESTION N° 5

Comment interprétez-vous les épisodes de blocages présentés par le patient ? Quelles modifications thérapeutiques peut-on proposer pour les limiter ainsi que les mouvements anormaux ?

QUESTION N° 6

Quelle prise en charge proposez-vous concernant l'évolution dépressive de l'humeur ?

QUESTION N° 7

Quels symptômes présentés par M. T. sont peu susceptibles d'être améliorés par les traitements dopaminergiques ? Quelles autres atteintes pourrait-il présenter qui seraient également peu sensibles aux traitements dopaminergiques ?

QUESTION N° 8

Décrivez les grandes lignes de votre prise en charge rééducative du patient.

Réponses

QUESTION N° 1 — 15 *points*

Malaises lipothymiques au passage en orthostatisme	4
très évocateurs d'hypotensions orthostatiques	5
Peuvent être liés à l'atteinte dysautonomique de la maladie elle-même	3
et surtout être iatrogènes, secondaires à la prise de L-dopa et de neuroleptiques*	3

** Théralène®, Primpéran®.*

QUESTION N° 2 — 5 *points*

Pour limiter les hypotensions orthostatiques :

• bas de contention	1
• augmentation des apports sodés	1
• conseiller au patient de se lever lentement	1
• adaptation du traitement dopaminergique	1
• introduction d'un traitement vasoactif*	1

** De type Gutron® (midodrine).*

QUESTION N° 3 — 15 *points*

Complications motrices liées au traitement dopaminergique	5
à type de mouvements anormaux involontaires, de deux sortes :	
• dyskinésies du membre supérieur gauche de milieu de dose en phase « on »	5
• dystonie des membres inférieurs de fin de dose	5

QUESTION N° 4 — 8 *points*

Non, car ce sont des neuroleptiques	6
qui risquent de majorer le syndrome parkinsonien*	2

** Car les neuroleptiques ont une propriété antagoniste des récepteurs dopaminergiques centraux.*

QUESTION N° 5 — 25 *points*

Fluctuations motrices :	4
akinésie de fin de dose	4
Arrêt du Primpéran®* et du Théralène®	4
Modification du traitement dopaminergique :	4
• fractionnement de la dose quotidienne de L-dopa**	2
• adaptation des horaires de prise de L-dopa***	2
• adaptation des formes galéniques de L-dopa****	2
Adjonction d'un agoniste dopaminergique	2
Ou adjonction d'un inhibiteur de la COMT (catéchol-O-méthyl-transférase)	1

** Remplacé éventuellement par un autre antiémétique non neuroleptique, par exemple du Motilium® (dompéridone).*
*** Par augmentation de la fréquence des prises, par exemple 4/jour.*
**** Par exemple avant les repas, associée à la prise d'un prokinétique.*
***** Par exemple L-dopa à libération prolongée pour la prise du soir et soluble pour les autres prises.*

QUESTION N° 6 — 6 *points*

Pour le syndrome dépressif :	
• adaptation du traitement dopaminergique	2
• psychothérapie	2
Si les mesures précédentes s'avèrent insuffisantes :	
traitement par antidépresseurs inhibiteurs de la recapture de la sérotonine	2

QUESTION N° 7 — 11 *points*

Restent peu sensibles au traitement dopaminergique :	
• les troubles dysautonomiques : hypersalivation et hypotension orthostatique	3
• les troubles axiaux : instabilité posturale et dysarthrie	3
Autres symptômes peu sensibles :	
• troubles de la marche à type de *freezing* ou de festination	1
• dysphagie	2
• altération cognitive	2

QUESTION N° 8 — 15 *points*

En ambulatoire	2
Rééducation orthophonique* : renforcement du contrôle volontaire de la parole	5
Rééducation motrice par techniques kinésithérapiques :	4
• adaptées à l'état moteur du patient	2
• renforcement du contrôle volontaire de la motricité	2

** Par techniques respiratoires et laryngées.*

RÉFÉRENCES

Fédération française de neurologie. **La maladie de Parkinson. Conférence de consensus.** Rev Neurol (Paris) 2000 ; 156 : S2b274-280.

OBJECTIFS PÉDAGOGIQUES

Objectif principal :
N° 261 : Maladie de Parkinson.

Objectifs secondaires :
N° 209 : Malaise, perte de connaissance, crise comitiale chez l'adulte.

N° 322 : Mouvements anormaux.

DIFFICULTÉ

2/3

CAS CLINIQUE N° 21

Vous voyez en consultation M. U., droitier, âgé de 56 ans, pour une gêne motrice du membre supérieur droit depuis environ 3 mois. Cette gêne se manifeste surtout par une micrographie, qui est accompagnée depuis quelques semaines par un tremblement de la main droite, lent, de repos et disparaissant lors des mouvements. À l'examen, vous notez une discrète lenteur et rareté des gestes de l'hémicorps droit et vous remarquez également le caractère inexpressif et amimique du visage. Il existe une petite roue dentée du poignet droit. Le reste de l'examen neurologique est normal.

Il est employé de banque, marié, père et grand-père. Il n'existe pas d'antécédents familiaux particuliers. Ses antécédents personnels sont essentiellement chirurgicaux et rhumatologiques : péritonite appendiculaire dans l'enfance, fracture du poignet gauche traumatique et gonarthrose peu évoluée.

Le patient ne prend aucun traitement. Il ne fume pas et consomme de l'alcool de façon occasionnelle.

Questions

QUESTION N° 1

Vous évoquez une maladie de Parkinson (MP) idiopathique. Réalisez-vous des examens complémentaires à visée diagnostique ? Si oui, lesquels ? Justifiez.

QUESTION N° 2

Trois ans plus tard, l'épouse de M. U., âgé maintenant de 59 ans, vous l'amène en consultation en raison de l'installation depuis quelques jours d'une désorientation temporo-spatiale et de propos incohérents, associés à une somnolence diurne qui contraste avec une agitation nocturne.

Sur le plan de la maladie, sa marche s'est nettement améliorée depuis la dernière fois que vous l'avez vu il y a 3 ans. Il y a eu plusieurs changements thérapeutiques depuis. Il a chuté à plusieurs reprises du fait d'« emballements intempestifs », comme l'explique sa femme. Vous notez d'ailleurs des ecchymoses frontales et temporales droites. Elle vous rapporte également quelques « bizarreries » qu'elle a constatées depuis quelques semaines chez son mari. En effet, celui-ci s'adresse au rétroviseur central lorsqu'il circule tous les deux en voiture, comme s'il y avait un passager à l'arrière.

Son traitement actuel comporte :

- Artane® (trihexyphénidyl) ;
- Requip® (ropinirole).

L'examen neurologique retrouve un syndrome akinétorigide modéré associé à un tremblement de repos prédominant à droite. Il existe en revanche une dysarthrie importante et une posture anormale, l'ensemble des segments corporels du patient étant spontanément en position semi-fléchie.

Le patient est perplexe et désorienté. Le reste de l'examen somatique général et neurologique est sans particularité.

Réalisez-vous une imagerie cérébrale devant ces troubles ? Si oui, laquelle et pourquoi ?

QUESTION N° 3

Les médicaments peuvent-ils être responsables des troubles cognitifs ? Si oui, pourquoi et que proposerez-vous alors concernant le traitement médicamenteux ?

QUESTION N° 4

Grâce à votre prise en charge, les symptômes psychiques et cognitifs ont disparu.

Vous le revoyez 8 ans plus tard. Des troubles de déglutition sont apparus et sont à l'origine de fausses routes. Un syndrome dépressif s'est également installé depuis 6 mois, avec tristesse de l'humeur et troubles du comportement. Les troubles ont commencé par des oublis comme les prénoms de ses petits-enfants, la nouvelle adresse de son fils et même la date du jour ou la saison. Il semble devenir indifférent aux membres de sa famille, dont il paraît ne pas toujours reconnaître les visages.

Pendant l'entretien, le patient est calme, presque immobile. Quand on lui demande ce qu'il a, il dit : *« Je perds un peu la mémoire, c'est l'âge, c'est tout. »* Il énonce correctement l'année de sa naissance, mais quand on lui demande de nommer des objets, il hésite et se trompe. Son épouse vous signale des crises de pleurs soudaines.

Doit-on proposer un traitement psychotrope systématique ? Pourquoi ?

QUESTION N° 5

Après 3 mois d'un traitement bien conduit, aucune modification sémiologique n'est observée. Quel diagnostic redoutez-vous ? Justifiez.

QUESTION N° 6

L'épouse du patient vous décrit des phases d'agitation de plus en plus fréquentes pendant lesquelles le patient, qui se sent alors persécuté, tient des propos incohérents et agressifs. Quelle proposition médicamenteuse faites-vous ? Quelle précaution relative à ce traitement devriez-vous prendre ?

QUESTION N° 7

L'épouse du patient vous demande en quoi consiste le traitement chirurgical et s'il pourrait être bénéfique à son mari. Que lui répondez-vous ?

Réponses

QUESTION N° 1

15 *points*

Non	4
Car patient de plus de 40 ans*	3
Et qui présente des éléments cliniques très en faveur du diagnostic positif de MP, à savoir :	2
• existence d'un tremblement de repos caractéristique	2
• asymétrie initiale de la symptomatologie parkinsonienne**	2
• normalité du reste de l'examen neurologique	2

** Un bilan paraclinique à visée diagnostique, notamment à la recherche d'une maladie de Wilson, n'est pas justifié chez ce patient de 56 ans.*

*** Tremblement et syndrome akinétorigide hémicorporel droit.*

QUESTION N° 2

10 *points*

Oui, réalisation d'un scanner cérébral sans injection de produit de contraste :	5
• à la recherche d'un hématome sous-dural	5
• car syndrome confusionnel et hallucinations, devant faire éliminer une origine organique non iatrogène et notamment un hématome intracrânien, chez un patient qui chute* avec traumatismes crâniens**	

** À cause de phénomène de festination.*

*** D'après les ecchymoses constatées à l'examen.*

QUESTION N° 3

20 *points*

Oui, anticholinergique (Artane®) et agoniste dopaminergique (Requip®) peuvent être responsables de syndrome confusionnel et d'hallucinations chez la personne âgée	5
Conduite à tenir proposée :	
• analyse des changements thérapeutiques récents	
• arrêt du traitement anticholinergique (Artane®)	5
Si persistance des troubles :	
• diminution voire arrêt de l'agoniste dopaminergique (Requip®)	5
• introduction alors de L-dopa	5
Surveillance de l'évolution de l'état psychique et de la symptomatologie parkinsonienne	

QUESTION N° 4 **15 *points***

Oui, car hypothèse d'un syndrome dépressif, ... 5

dominé par un ralentissement psychomoteur* :
- à éliminer par un traitement antidépresseur d'épreuve 4
- de type inhibiteur de la recapture de la sérotonine (IRS) 1
- avec nouvelle évaluation des fonctions cognitives et de l'état thymique à 2 ou 3 mois 5

** Avec troubles mnésiques et phasiques.*

QUESTION N° 5 **10 *points***

Entrée dans le stade de déclin cognitif de la maladie neurodégénérative, se traduisant par :
- l'installation d'un syndrome démentiel : 5
- altération de la mémoire, associée à des troubles du comportement à type d'apathie
- associé à un syndrome dépressif 5
- réactionnel à l'altération cognitive ou inhérent au malade

QUESTION N° 6 **10 *points***

Recours au seul neuroleptique n'aggravant pas le syndrome parkinsonien : 4

clozapine (Leponex®)* 3

Avec surveillance hématologique rapprochée** 3

** La rivastigmine est indiquée dans la démence parkinsonienne, mais les troubles psychocomportementaux imposent la prescription de la clozapine d'abord, suivie d'une éventuelle introduction de rivastigmine.*
*** 1 fois par semaine pendant 18 semaines car risque d'agranulocytose.*

QUESTION N° 7 **20 *points***

Neurostimulation à haute fréquence des deux noyaux subthalamiques, ... 4

grâce à des électrodes implantées par chirurgie stéréotaxique* 1

Traitement proposé au patient porteur d'une maladie de Parkinson évoluée et sévère 5

mais gardant une bonne sensibilité au traitement dopaminergique 5

et compliquée de mouvements anormaux et de fluctuation d'efficacité invalidants

Les troubles cognitifs et/ou psychiatriques du patient contre-indiquent 5

le traitement chirurgical à ce stade avancé de déclin cognitif de la maladie

** Reliées à des stimulateurs implantés en région pectorale.*

RÉFÉRENCES

Fédération française de neurologie. **La maladie de Parkinson. Conférence de consensus.** Rev Neurol (Paris) 2000 ; 156 : S2b274-280.

OBJECTIFS PÉDAGOGIQUES

Objectif principal :
N° 261 : Maladie de Parkinson.

Objectifs secondaires :
N° 199 : État confusionnel et trouble de conscience.

N° 322 : Mouvements anormaux.

DIFFICULTÉ

2/3

CAS CLINIQUE N° 22

Une femme de 32 ans, Melle V., est hospitalisée pour des céphalées épouvantables apparues soudainement alors qu'elle éternuait, 3 heures auparavant. Les céphalées, diffuses et intenses, sont accompagnées de vomissements. À l'examen, la patiente est apyrétique, obnubilée, photophobique et présente une raideur méningée.

Questions

QUESTION N° 1

Quel diagnostic évoquez-vous devant ce tableau neurologique ? Justifiez.

QUESTION N° 2

Vous réalisez un scanner cérébral sans injection. Commentez les images *(fig. 1)*.

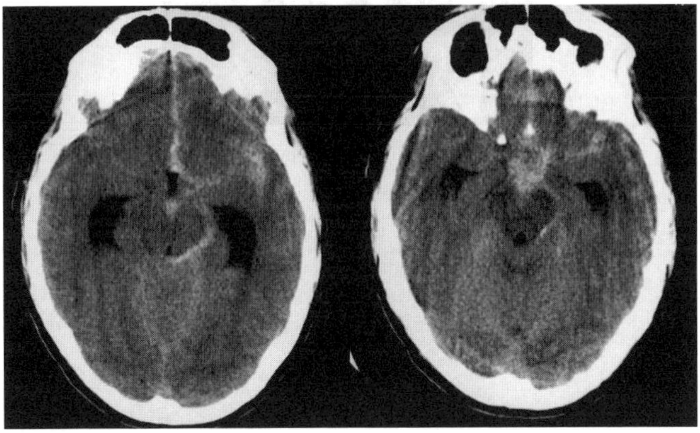

Figure 1

QUESTION N° 3

À l'examen clinique, vous notez un ptosis et une mydriase gauche associés à une déviation de l'œil gauche en divergence. Quelle étiologie doit vous faire évoquer cette atteinte oculomotrice ? Justifiez.

QUESTION N° 4

Le bilan réalisé en urgence révèle une thrombopénie isolée à 12 G/L vérifiée biologiquement par contrôle de la numération sur tube citraté et lecture sur lames. Vous réalisez l'examen d'imagerie ci-contre *(fig. 2)*. Décrivez-le et justifiez sa réalisation en urgence chez cette patiente. Que montre-t-il ?

QUESTION N° 5

Quel autre examen invasif allez-vous réaliser rapidement et dans quel but ? Quelles précautions devez-vous prendre chez cette patiente ? Justifiez.

QUESTION N° 6

Quels éléments recherchez-vous à l'interrogatoire de l'entourage de la patiente pour orienter le diagnostic étiologique de la thrombopénie ?

QUESTION N° 7

Vous ne retrouvez pas d'éléments d'orientation diagnostique à l'examen clinique. Sur l'hémogramme et cliniquement, la thrombopénie est isolée. Quel diagnostic évoquez-vous en premier lieu ? Justifiez.

QUESTION N° 8

Pensez-vous qu'il faille réaliser un myélogramme chez cette patiente ? Justifiez.

QUESTION N° 9

Votre bilan est négatif. Vous retenez votre principale hypothèse diagnostique. Quel traitement spécifique de l'anomalie sanguine proposez-vous en urgence devant ce tableau sévère ?

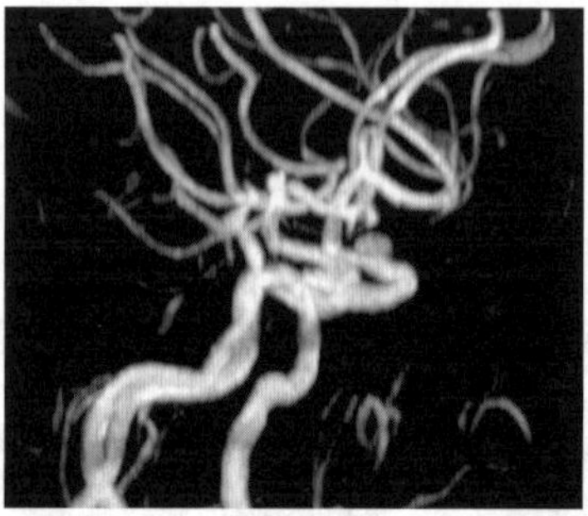

Figure 2

Réponses

QUESTION N° 1 — **10** *points*

Hémorragie méningée, évoquée devant :	7
• des céphalées intenses	1
• d'apparition brutale	1
• et un syndrome méningé apyrétique	1

QUESTION N° 2 — **7** *points*

Le scanner cérébral confirme l'hémorragie méningée, car il montre :	4
• une hyperdensité dans les espaces sous-arachnoïdiens*	2
• évocatrice d'une hémorragie sous-arachnoïdienne	
• l'absence d'hémorragie intracérébrale et d'inondation ventriculaire associées.	1

** Prédominante dans les citernes suprasellaires et la vallée sylvienne gauche.*

QUESTION N° 3 — **6** *points*

Rupture d'un anévrisme carotidien supraclinoïdien gauche	3
Entraînant une compression du nerf oculaire moteur commun III gauche	3
Responsable d'une paralysie du III gauche complète	

QUESTION N° 4 — **11** *points*

Imagerie par résonance magnétique avec clichés d'angio-RM artérielle :	4
• permettant une exploration non invasive des vaisseaux intracrâniens du polygone de Willis	
• à la recherche d'une malformation vasculaire intracérébrale de type anévrismal	
• dont la rupture hémorragique peut être favorisée par la thrombopénie*	
On visualise ici** une image d'addition sacciforme évocatrice d'un anévrisme	4
de la terminaison de la carotide interne gauche	3

** La présence d'un facteur favorisant d'hémorragie ne dispense pas de la recherche d'une malformation vasculaire et donc de la réalisation d'une imagerie angiographique.*

**

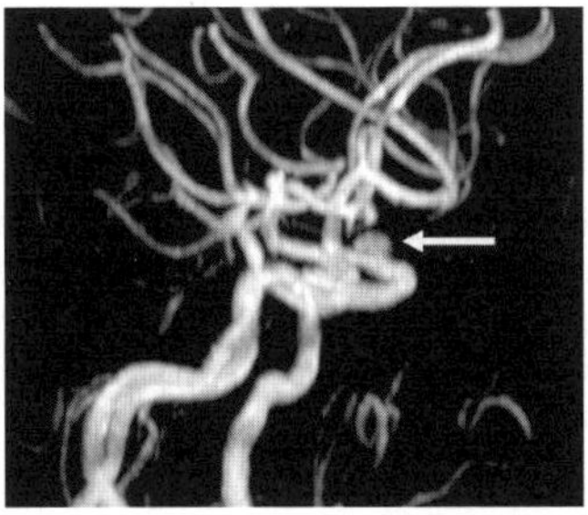

Figure 3

QUESTION N° 5 — **20** *points*

Artériographie cérébrale : 5
- à visée diagnostique
- et surtout thérapeutique : traitement endovasculaire de l'anévrisme* 5
- réalisée par la technique de Seldinger, nécessitant une ponction artérielle fémorale avec risque d'hémorragie au point de ponction, donc :
  - réalisation préalable d'une transfusion plaquettaire en urgence 2
  - compression efficace prolongée du point de ponction 8

** Par embolisation de l'anévrisme par coïls.*

QUESTION N° 6 — **15** *points*

Recherche d'antécédents personnels de :
- cancers 1
- hémopathies 3
- prises médicamenteuses 2
- infections virales : 2
  - notamment par le VIH 1
- alcoolisme 1
- notion de syndrome infectieux récent 1
- transfusions 1
- pathologies auto-immunes* 1
- éléments en faveur d'une connectivite : ....
  - notamment un lupus érythémateux disséminé (LED)** 1
  - et/ou un syndrome des antiphospholipides** 1
- voyage en zone impaludée

Recherche d'antécédents familiaux de thrombopathies

Recherche d'éléments permettant de dater la thrombopénie : signes hémorragiques et hémogrammes antérieurs

** Dysthyroïdie, vitiligo...*
*** Photosensibilité, verpertilio, phénomène de Reynaud, syndrome sec, fausses couches à répétition, polyarthrites, péricardite, accidents thrombotiques artériels ou veineux...*

QUESTION N° 7 — **8** *points*

Purpura thrombopénique immunologique idiopathique (PTI) 6

évoqué devant le caractère isolé de la thrombopénie 2

Les diagnostics différentiels sont les autres causes de thrombopénies périphériques, le caractère isolé de la thrombopénie n'évoquant pas une cause centrale :
- *thrombopénies immunologiques secondaires :*
  - *aux maladies dysimmunitaires type dysthyroïdie ;*
  - *aux connectivites type LED ;*
  - *aux hémopathies lymphoïdes ;*

– *à une prise médicamenteuse ;*
– *à une infection, notamment par le VIH ;*
– *à une allo-immunisation transfusionnelle ou fœtomaternelle ;*

- *séquestration splénique par hypersplénisme ;*
- *coagulopathie de consommation :*
  – *de type CIVD (coagulation intravasculaire disséminée) ;*
  – *ou d'origine infectieuse : paludisme, septicémie ;*
- *consommation mécanique : par prothèse cardiaque, tumeur vasculaire ;*
- *microangiopathie thrombotique.*

QUESTION N° 8

13 *points*

Non :	6
• car non obligatoire	2
• et non dénué de risque hémorragique dans le contexte de thrombopénie symptomatique,	3
• chez une patiente de moins de 60 ans*	1
• qui ne présente pas de cytopénie associée à la thrombopénie	1

** Chez un patient de plus de 60 ans, on réaliserait le myélogramme pour éliminer une myélodysplasie, plus fréquente chez le sujet âgé.*
Chez ce sujet jeune, on réalisera un myélogramme devant une corticorésistance ou une corticodépendance faisant poser une indication de splénectomie.

QUESTION N° 9

10 *points*

Immunoglobulines intraveineuses*	5
Car PTI compliquée d'une hémorragie grave	5

** À la dose de 1 g/kg/j pendant 3 jours.*

OBJECTIFS PÉDAGOGIQUES

Objectif principal :
N° 244 : Hémorragie méningée.

Objectifs secondaires :
N° 5 : Indications et stratégies d'utilisation des principaux examens d'imagerie.

N° 188 : Céphalée aiguë et chronique.

N° 316 : Hémogramme : indications et interprétation.

N° 335 : Thrombopénie.

DIFFICULTÉ

3/3

CAS CLINIQUE N° 23

Monsieur W., un jeune homme de 29 ans, consulte pour des céphalées récurrentes. Il n'a pas d'antécédents particuliers.

Il se plaint de douleurs effroyables, de siège orbitotemporal gauche, qui sont réapparues selon le patient depuis 15 jours. En effet, il avait présenté il y a 1 an des céphalées semblables ayant duré 3 semaines. Les accès douloureux, décrits comme des sensations d'« arrachements de l'orbite », surviennent une fois par jour, en général en début de soirée (après l'apéritif...) et durent environ une demi-heure. Le patient a constaté que pendant les crises douloureuses il avait *« la narine et l'œil gauches rouges et qui coulent »*. L'examen neurologique en dehors de l'accès douloureux est normal. Il n'y a notamment pas d'anomalie au niveau des paires crâniennes. L'examen général est lui aussi normal.

Questions

QUESTION N° 1

Quel diagnostic vous paraît le plus probable ? Justifiez.

QUESTION N° 2

Votre prise en charge a soulagé le patient. Il vous envoie son demi-frère cadet, âgé de 27 ans, M. X, qui lui aussi souffre de céphalées récurrentes évoluant depuis 2 ans. Il a comme antécédents un asthme déclenché par la prise d'anti-inflammatoires et une polypose nasale ayant fait poser le diagnostic de syndrome de Fernand Widal. Il présente également une surcharge pondérale modérée (indice de masse corporelle à 27), et une luxation congénitale de la hanche droite traitée par méthode orthopédique dans l'enfance. Il ne fume pas et consomme de l'alcool de manière occasionnelle. Il est célibataire et exerce la profession d'huissier de justice.

Ses céphalées sont sévères, pulsatiles, hémicrâniennes (droite ou gauche), déclenchées par le stress, le bruit et les grasses matinées dominicales, surtout lorsqu'il a fait la fête la veille... Elles durent environ une journée et sont accompagnées de « crises de foie », souvent imputées aux excès de la veille. Ces crises, obligeant le patient à rester coucher, se répètent environ 3 fois par mois. Il décrit également la vision d'une tache lumineuse scintillante apparue à deux reprises avant une crise et ayant cédé avec l'installation de la céphalée. Quel diagnostic évoquez-vous ?

QUESTION N° 3

M. X, assez angoissé, vous demande si vous allez lui prescrire un scanner cérébral et une échographie hépatique. Que lui répondez-vous ?

QUESTION N° 4

Lors des crises, M. X prend un traitement symptomatique, comprenant du Primpéran® et du Dafalgan®, qui reste inefficace malgré une prise dès le début des douleurs. Vous décidez de prescrire un traitement à prendre en cas de crise. Rédigez votre ordonnance.

QUESTION N° 5

Quand prévoyez-vous de revoir le patient ? Quelles questions lui poserez-vous alors pour évaluer la prise en charge médicamenteuse de ses accès céphalalgiques ? Dans quel cas proposeriez-vous une modification du traitement de la crise ?

QUESTION N° 6

Votre traitement s'avère efficace. Le patient en consomme environ 7 prises par mois. Il n'est pas vraiment gêné professionnellement par les crises puisqu'elles surviennent essentiellement les week-ends. Mais il ne sort plus les vendredis et samedis soirs et voit de moins en moins de monde en dehors du milieu professionnel, et son moral commence à en pâtir selon lui. Il vous paraît aussi anxieux que lors de sa première consultation. Estimez-vous que l'instauration d'un traitement de fond soit justifiée? Quel en serait le principal but? Quels seraient les autres bénéfices possibles?

QUESTION N° 7

Vous décidez de prescrire un traitement de fond à M. X. Vous lui proposez une prise quotidienne d'oxétorone (Nocertone®). Pourquoi n'avez-vous pas choisi le propanolol (Avlocardyl®), également recommandé en première intention dans cette indication?

Réponses

QUESTION N° 1 **18 *points***

Algies vasculaires de la face, car : 7
- douleur orbitotemporale, unilatérale, très intense, de durée brève 1
- associée à des signes vasomoteurs ipsilatéraux* 2
- déclenchement des crises par l'alcool (apéritif)
- double périodicité de survenue des crises :
  - rythme circannuel : crises survenant par accès se reproduisant ici 1 fois/an... 3
  - rythme circadien : pendant les accès, survenue des crises à heures fixes 5
- chez un homme jeune, sans antécédents
- en l'absence d'éléments orientant vers une céphalée d'origine lésionnelle
- notamment absence d'anomalies neurologiques en dehors des accès

** Injection conjonctivale, larmoiement, rhinorrhée.*

QUESTION N° 2 **9 *points***

Migraine 5

avec auras ophtalmiques 4

QUESTION N° 3 **8 *points***

Pas d'indication d'examens complémentaires devant cette migraine classique.. 5

On informera le patient de l'origine migraineuse des symptômes digestifs présentés au décours des crises 3

On l'informera également de la nécessité de consulter en urgence en cas de céphalée récente se différenciant de la migraine habituelle, qui justifierait la réalisation d'une imagerie cérébrale.

QUESTION N° 4 **18 *points***

M. X

Date

Prendre en cas de crise de migraine, ... 3

en l'absence d'aura visuelle (« tache lumineuse ») 2

ou après sa disparition, ... 1

le plus précocement possible, dès l'installation de la céphalée : 2

triptan* : 5
- 1 cp à renouveler 1 fois 1 demi-heure à 1 heure plus tard si inefficace 1
- dose maximale journalière à ne pas dépasser** 2

Comptabiliser le nombre de prise par semaine et par mois 1

Ordonnance à renouveler : 3 mois*** 1

0 à la question si AINS ou aspirine.

** Nom d'une spécialité, par exemple sumatriptan (Imigrane®) 50 mg.*
*** 6 cp/j.*
**** 0 à l'item si durée supérieure à 3 mois ou inférieure à 1 mois.*

QUESTION N° 5 — 15 *points*

Dans 3 mois	2
Évaluation du traitement des crises :	3
• est-il soulagé de manière significative 2 heures après la prise ?	2
• tolère-t-il bien le médicament prescrit ?	2
• utilise-t-il une seule prise médicamenteuse ?	2
• la prise du médicament permet-elle une reprise rapide et normale de ses activités ?	2
Modification* du traitement à envisager si au moins 1 réponse négative sur les 4	2

** Un patient non répondeur à un triptan peut être répondeur à un autre. Il existe des différences minimes d'efficacité et de tolérance entre les différents triptans.*

QUESTION N° 6 — 17 *points*

Oui	3
La fréquence des crises	3
et leur retentissement social et sur la qualité de vie du patient	3
justifient la mise en place d'un traitement prophylactique	
But principal : diminuer la fréquence des crises	5
Autres bénéfices possibles :	
• diminuer l'intensité et la durée des crises	1
• diminuer la consommation des traitements des crises	
• diminuer la sensibilité aux facteurs déclenchants	
• améliorer la qualité de vie	2

QUESTION N° 7 — 15 *points*

Contre-indication des bêtabloquants :	5
• chez ce patient asthmatique	5
• et qui présente des auras migraineuses	4
• susceptibles d'être aggravées par la prise d'un bêtabloquant	1

Les autres traitements recommandés (amitriptyline : Laroxyl®, ou pizotifène : Sanmigran®) peuvent avoir comme effet indésirable une prise de poids chez ce patient en surcharge pondérale.

OBJECTIFS PÉDAGOGIQUES

Objectif principal :
N° 262 : Migraine et algies de la face.

Objectif secondaire :
N° 188 : Céphalée aiguë et chronique.

DIFFICULTÉ

1/3

CAS CLINIQUE N° 24

Vous recevez au service des urgences Mme Y, âgée de 27 ans, qui présente une crise comitiale généralisée tonicoclonique qui dure depuis 15 minutes selon les pompiers. D'après l'entourage, la patiente a présenté trois crises identiques au cours des 2 heures précédentes. Aucun traitement n'a été administré jusqu'à maintenant.

Vous apprenez que Mme Y est traitée par Gardénal® (phénobarbital : 100 mg/j) depuis l'âge de 17 ans pour des crises d'épilepsie de type grand mal.

L'état critique empêche la réalisation d'un examen clinique, notamment neurologique.

Questions

QUESTION N° 1

Quelle(s) mesure(s) symptomatique(s) d'urgence, non médicamenteuse(s), prenez-vous ?

QUESTION N° 2

Décrivez votre stratégie thérapeutique médicamenteuse.

QUESTION N° 3

Quarante-huit heures plus tard, Mme Y est consciente et l'examen neurologique est strictement normal. L'interrogatoire de la patiente et de son entourage vous confirme les antécédents d'épilepsie de type grand mal depuis la fin de l'adolescence. Entre l'âge de 8 et 14 ans, elle a présenté des absences de type petit mal. Un cousin maternel ainsi qu'un de ses frères ont également des histoires comitiales similaires. L'interrogatoire ne retrouve pas d'antécédents néonataux, ni d'antécédents personnels et familiaux particuliers.

Depuis 6 mois environ, la patiente a constaté une augmentation de la fréquence de ses crises, jusque-là très rares sous phénobarbital. Elle présente environ 1 crise par mois, survenant à chaque fois lors de périodes de surmenage ou de manque de sommeil. Jugeant son traitement par phénobarbital inefficace et responsable d'une somnolence, elle l'avait interrompu depuis 15 jours. Elle souhaite par ailleurs débuter une contraception par œstroprogestatifs. L'EEG intercritique est semblable à ceux enregistrés dans le passé (épileptique) de la patiente. Il objective quelques bouffées spontanées de paroxysmes bilatéraux synchrones favorisés par la stimulation lumineuse intermittente.

Faut-il faire pratiquer des examens radiologiques à cette patiente à la recherche d'une épilepsie lésionnelle ? Justifiez.

QUESTION N° 4

La patiente pèse 50 kg. Vous envisagez une substitution par la Dépakine® Chrono (valproate de sodium). Comment instituez-vous ce traitement (sans la surveillance) ?

QUESTION N° 5

Quelle est la seule surveillance biologique qui doit obligatoirement être exercée au début du traitement ? Pourquoi ? Quels effets secondaires principaux peuvent être observés ?

QUESTION N° 6

Pourquoi le désir d'une contraception par œstroprogestatif était-il en faveur du choix de la Dépakine® ?

QUESTION N° 7

Quand évoquerez-vous avec la patiente le retentissement éventuel de sa maladie et de son traitement sur une grossesse (actuellement non envisagée) ? Quels informations et conseils lui donnerez-vous alors ?

Réponses

QUESTION N° 1 — 10 *points*

Protection contre les chocs pendant les phases tonicocloniques	3
Prévention du risque d'inhalation par mise en position latérale de sécurité*	1
Libération des voies aériennes supérieures**	3
Évaluation de l'état hémodynamique par monitorage cardiotensionnel, respiratoire et oxymétrie de pouls	
Oxygénothérapie non invasive***	
Pose d'une voie veineuse périphérique****	3

** Pendant les périodes post ou intercritiques.*
*** Par pose d'une canule de Guédel.*
**** Lunettes ou masque : 10 L/min.*
***** Réhydratation par perfusion de sérum salé isotonique.*

QUESTION N° 2 — 15 *points*

En urgence	2
En 1re ligne, traitement par benzodiazépine :	2
• diazépam (Valium®) : 10 mg en intraveineuse lente*	2
• ou clonazépam (Rivotril®) : 1 mg en intraveineuse lente*	
• ou clobazam (Urbanyl®) : 1 mg/kg par la sonde nasogastrique*	
Si efficace : relais par clonazépam au pousse-seringue électrique	1
Si inefficace après 20 minutes, réitérer l'administration de benzodiazépine :	2
10 mg de diazépam ou 1 mg de clonazépam	
Si échec, en 2e ligne, Prodilantin® : 20 mg/kg (équivalent de phénytoïne) en IV	2
sur 20 minutes sous monitorage cardiotensionnel continu	
Si échec, en 3e ligne, phénobarbital (Gardénal®) : 20 mg/kg en IV sur 30 minutes	2
Si échec : discuter l'indication d'anesthésie générale et la poursuite de la réanimation	1
Surveillance neurologique et générale	1

** 2 points octroyés si mention correcte d'une des molécules avec dosage et mode d'administration.*

QUESTION N° 3 — 13 *points*

Non, car examens d'imagerie inutiles	5
devant ce diagnostic syndromique d'épilepsie généralisée idiopathique :	5
• antécédents familiaux de comitialité semblable, associant :	
– absences dans l'enfance	3

- crises tonicocloniques généralisées apparues à l'adolescence
- sensibilité aux stimulations lumineuses intermittentes
- aspect électroencéphalographique typique : pointes-ondes diffuses

QUESTION N° 4 — **10** *points*

Posologie de valproate de sodium : 10 à 20 mg/kg/j, soit 1 000 mg/j	3
en deux prises orales	2
Introduction progressive du traitement	2
sous forme de comprimés à libération prolongée (chrono)	1
Par exemple : 1 cp de 500 mg le soir pendant 1 semaine puis 1 cp le matin et 1 cp le soir	2

QUESTION N° 5 — **15** *points*

Surveillance des enzymes hépatiques (transaminases) :	5
• afin de détecter précocement une cytolyse hépatique	1
• révélant une hépatite médicamenteuse, exceptionnelle mais grave*	3
On surveillera cliniquement la survenue des autres effets secondaires connus :	
• prise de poids	2
• alopécie*	2
• tremblement	2

** Réversible.*

QUESTION N° 6 — **7** *points*

Molécule non inductrice enzymatique,	5
donc n'interférant pas avec une contraception orale*	2

** Contrairement au phénobarbital.*

QUESTION N° 7 — **30** *points*

Les interactions entre grossesse et épilepsie et son traitement doivent être évoquées dès la première consultation médicale et l'introduction de la Dépakine® :	5
• car grossesse possible	5
• mais nécessité de la programmer	5
Il faut donc informer la patiente :	
• du risque tératogène du traitement par valproate de sodium	5
• et notamment du risque de défaut de fermeture du tube neural (DFTN : spina bifida)	4
• mais aussi de la nécessité de poursuivre le traitement épileptique pendant la grossesse*	

Donc préparation de la grossesse par :
- arrêt du traitement par valproate et relais par lamotrigine, avec un équilibre de l'épilepsie sur une période de 6 mois au moins
- supplémentation en acide folique** 3
- surveillance échographique : 3
  - 1re échographie précoce*** pour dater la grossesse
  - 2e échographie**** à la recherche d'un DFTN, qui fera évoquer l'éventualité d'une interruption médicale de grossesse

** Justifiée par le risque de létalité fœtale et maternelle en cas de crises et* a fortiori *d'état de mal pendant la grossesse.*

*** 10 mg/j, à débuter 2 mois avant la date de la conception. Non obligatoire actuellement, sauf en cas d'antécédents personnels ou familiaux de DFTN.*

**** Entre la 8e et la 10e semaine d'aménorrhée.*

***** Vers la 16e-18e semaine.*

L'amniocentèse en début de 2e trimestre pour dosage de l'alphafœtoprotéine et de l'acétylcholinestérase, pour évaluation du risque de DFTN, n'est plus indiquée pour certains auteurs étant donné le risque fœtal de la ponction et les performances actuelles des échographies morphologiques pour le dépistage d'un DFTN.

RÉFÉRENCE

Thomas P, Arzimanoglou A. **Épilepsies.** Paris : Masson, 2003.

OBJECTIFS PÉDAGOGIQUES

Objectif principal :
N° 235 : Épilepsie de l'enfant et de l'adulte.

Objectifs secondaires :
N° 1 : La relation médecin-malade. L'annonce d'une maladie grave. La formation du patient atteint de maladie chronique. La personnalisation de la prise en charge médicale.

N° 5 : Indications et stratégies d'utilisation des principaux examens d'imagerie.

N° 209 : Malaise, perte de connaissance, crise comitiale chez l'adulte.

DIFFICULTÉ

1/3

CAS CLINIQUE N° 25

Monsieur Z, agent de sécurité âgé de 47 ans, souffre depuis plusieurs années de la région lombaire. Il a présenté notamment quelques épisodes de blocage régressant spontanément après quelques jours de repos.

Parmi ses antécédents, on retient une cholécystectomie, une cure de hernie inguinale, un tabagisme estimé à 40 paquets-année et une consommation d'alcool journalière évaluée à 4 apéritifs anisés et 1 litre de vin. Il pèse 85 kg pour 170 cm.

Il consulte pour la persistance depuis 3 jours d'une douleur débutant dans le dos et descendant dans la fesse et la face postérieure de la cuisse, du mollet, jusqu'au talon, et se terminant au 5e orteil de la jambe gauche. La douleur est apparue brutalement lors d'un effort de soulèvement au cours d'un déménagement (non professionnel). La douleur est déclenchée par la toux et la défécation, aggravée par la position debout et diminuée par le repos. Il décrit aussi des paresthésies de la plante du pied gauche.

Il n'y a pas de notion de fièvre ni d'altération de l'état général.

L'examen met en évidence une douleur du pied gauche à la manœuvre de Lasègue, une raideur douloureuse à la mobilisation rachidienne, avec une distance main-sol de 40 cm. À la palpation, il existe une contracture de la région lombaire paravertébrale et un signe de la sonnette. Les réflexes ostéotendineux sont tous présents à droite alors que l'achilléen est aboli de façon isolée à gauche. Les réflexes cutanés plantaires sont symétriques en flexion. Vous déclenchez la douleur par une manœuvre de Valsalva.

Questions

QUESTION N° 1

Quel diagnostic (positif et topographique) évoquez-vous en premier lieu ? Justifiez.

QUESTION N° 2

Quel diagnostic étiologique évoquez-vous en premier lieu ? Justifiez en précisant notamment quels sont les signes qui vous permettent d'écarter l'hypothèse étiologique d'une compression tronculaire devant cette observation.

QUESTION N° 3

Quelle(s) autre(s) information(s) essentielle(s) vous manque-t-il pour décider de votre prise en charge ? Justifiez.

QUESTION N° 4

Votre examen ne retrouve rien de plus que l'énoncé. Des examens complémentaires sont-ils obligatoires ? Lesquels souhaiteriez-vous réaliser ?

QUESTION N° 5

Après 15 jours de traitement, la douleur a disparu.

Vous revoyez M. Z 5 ans plus tard. Il consulte pour des sensations bizarres au niveau des jambes. Il se plaint en effet de fourmillements douloureux quasi permanents des deux membres inférieurs. Ces signes ont débuté progressivement il y a environ 6 mois. Il s'est décidé à consulter lorsque sont apparues des crampes nocturnes dans les mollets et une fatigabilité à la marche. Il n'y a pas eu de récidive de l'épisode douloureux pour lequel vous l'aviez traité il y a 5 ans.

À l'examen, il existe une hypoesthésie en « chaussettes » des deux membres inférieurs. Vous constatez une diminution de la sensibilité au diapason des membres inférieurs, plus marquée en distalité, alors que la sensibilité articulaire est normale. Vous notez une amyotrophie et une dépilation des mollets. Il n'y a pas de déficit moteur. Les réflexes ostéotendineux ne sont pas retrouvés aux membres inférieurs alors qu'ils sont normaux aux membres supérieurs. Les réflexes cutanés plantaires sont en flexion. Il n'y a pas de troubles sphinctériens. Le reste de l'examen est sans anomalie.

Vous apprenez que le patient a perdu son emploi il y a 2 ans dans un contexte de conflit avec son employeur. Il est actuellement en recherche d'emploi.

Quel diagnostic évoquez-vous ? Justifiez.

QUESTION N° 6

Quel examen d'exploration électrophysiologique réalisez-vous et qu'en attendez-vous ?

QUESTION N° 7

Votre diagnostic positif est confirmé. Le bilan étiologique complet que vous avez réalisé retrouve :
- NFS :
  - globules blancs : 10,1 G/L ;
  - globules rouges : 3,66 T/L ;
  - hémoglobine : 107 g/L ;
  - volume globulaire moyen : 100 μm^3 ;
  - plaquettes : 150 G/L ;
- ionogramme sanguin :
  - sodium : 139 mmol/L ;
  - potassium : 3,8 mmol/L ;
  - chlorures : 100 mmol/L ;
  - bicarbonates : 26 mmol/L ;
  - protéines : 70 g/L ;
  - urée : 5,0 mmol/L ;
  - créatinine : 85 µmol/L ;
  - glucose : 5,5 mmol/L ;
  - albumine : 32 g/L ;
  - bilirubine totale : 59 µmol/L ;
  - bilirubine conjuguée : 44 µmol/L ;
  - ASAT : 46 UI/L (normale entre 5 et 40 UI/L) ;
  - ALAT : 45 UI/L (normale entre 5 et 40 UI/L) ;
  - phosphatases alcalines : 105 UI/L (normale entre 60 et 170 UI/L) ;
  - γGT : 60 UI/L (normale entre 10 et 45 UI/L) ;
- bilan de coagulation :
  - TCA : 35 s ;
  - TP : 99 % ;
  - fibrinogène : 4,5 g/L ;
  - facteur II : 100 % ;
  - facteur V : 99 % ;
  - facteur VII : 99 % ;
- vitamine B1 < 5 µg/L (normale entre 5 et 15 µg/L) ;
- vitamine PP : 4 mg/L (normale entre 4 et 7 mg/L) ;
- hémoglobine glycosylée : 5,5 %.

Qu'en concluez-vous ? Justifiez.

QUESTION N° 8

Quelles sont les grandes lignes de votre prise en charge thérapeutique ?

Réponses

QUESTION N° 1 — 10 points

Lombosciatique : 2
- S1 3
- gauche 1
- évoquée devant :
  - la radiculalgie de topographie typique S1 gauche 1
  - l'abolition du réflexe achilléen gauche 2
  - les paresthésies dans le territoire radiculaire S1 gauche 1

QUESTION N° 2 — 15 points

Lombosciatique S1 gauche par probable hernie discale L5-S1, évoquée devant : 5
- les antécédents lombalgiques 1
- le métier à risque
- le syndrome rachidien, associant :
  - à l'interrogatoire :
    - le caractère mécanique de la douleur 2
    - un facteur déclenchant
    - une impulsivité à la toux et autres efforts à glotte fermée (Valsalva) 2
  - à l'examen :
    - une contracture paravertébrale 2
    - un signe de la sonnette 1
    - une raideur rachidienne
- chez cet homme jeune sans altération de l'état général

Valeur topographique du syndrome rachidien* localisant l'atteinte sciatique 2

au niveau du rachis et de la racine S1 et donc écartant une atteinte tronculaire

** Et en particulier de l'impulsivité.*

QUESTION N° 3 — 18 points

Diagnostic de gravité conditionnant la prise en charge : 3
- la sciatique est-elle hyperalgique : 4
  - cotation de la douleur par une échelle visuelle analogique (EVA)
  - l'interroger sur les traitements pris
- la sciatique est-elle paralysante : 4
  - recherche et cotation d'un éventuel déficit moteur*
- existe-t-il un syndrome de la queue de cheval : 4
  - recherche de cruralgie et/ou sciatalgie controlatérale
  - recherche d'une anesthésie en selle 1
  - recherche de troubles sphinctériens 1

À titre préthérapeutique : antécédents d'ulcère gastroduodénal** 1

** Dans le territoire radiculaire S1.*
*** Et/ou d'éventuelles allergies médicamenteuses.*

QUESTION N° 4 — **12** *points*

Non, pas d'examens obligatoires	8
Éventuellement, réalisation* :	
• d'une vitesse de sédimentation	1
• d'une numération-formule sanguine	1
• d'un dosage de la CRP	1
• et de radiographies lombaires simples	1

** Afin d'éliminer un processus inflammatoire, infectieux ou néoplasique.*
Dans le cadre d'un accident du travail, il aurait fallu réaliser une imagerie afin de pouvoir rapporter la radiculalgie à une hernie discale, visible sur une IRM ou un scanner lombaire.

QUESTION N° 5 — **13** *points*

Polyneuropathie à prédominance sensitive, évoquée devant une atteinte :	6
• sensitive : paresthésies, crampes, hypopallesthésie	2
• périphérique : abolition des réflexes ostéotendineux et absence de signes centraux	4
• symétrique	1
• à prédominance distale et progressive	
• associée à des troubles trophiques : dépilation, amyotrophie	

QUESTION N° 6 — **7** *points*

Électromyogramme	3
Pour confirmer l'atteinte neurogène périphérique et préciser le type d'atteinte :	
• axonale et/ou myélinique	1
• sensitive et/ou motrice	1
Pour localiser le processus pathologique	1
Et donc orienter la recherche étiologique	1

QUESTION N° 7 — **10** *points*

Très probable neuropathie alcoolique	4
Car alcoolisme, évoqué devant :	
• intoxication éthylique	1
• anémie macrocytaire	1
• carences vitaminiques	1
• gamma-GT augmentées	1
• et absence d'autres étiologies retrouvées : notamment absence de diabète	2

QUESTION N° 8 — **15** *points*

Arrêt de l'intoxication alcoolique	6
avec organisation du sevrage et prévention du syndrome de sevrage *(delirium tremens)*	
Associé à une prise en charge psychologique	2
et une prise en charge sociale	2

Supplémentation vitaminique : B1 et PP	4
Traitement antalgique des douleurs neurogènes périphériques : traitement anticomitial* et/ou traitement antidépresseur**	1

** Par exemple, Rivotril® (clonazépam) ou Neurontin® (gabapentine).*
*** Par exemple, tricyclique : Laroxyl® (amitriptyline).*

OBJECTIFS PÉDAGOGIQUES

Objectif principal :
N° 265 : Neuropathie périphérique.

Objectifs secondaires :
N° 5 : Indications et stratégies d'utilisation des principaux examens d'imagerie.

N° 45 : Addiction et conduites dopantes : épidémiologie, prévention, dépistage. Morbidité, comorbidité et complications. Prise en charge, traitements substitutifs et sevrage : alcool, tabac, psychoactifs et substances illicites.

N° 192 : Déficit neurologique récent.

N° 301 : Déficit moteur et/ou sensitif des membres.

DIFFICULTÉ

2/3

Pneumologie

CAS CLINIQUE N° 26

Un patient de 74 ans, tabagique ancien à 15 paquets-année (mais arrêt de tout tabagisme depuis 25 ans), vient consulter pour une dyspnée d'effort progressive depuis plus d'un an. Au début, la dyspnée ne le gênait que dans les montées d'escalier à partir du 2e étage, mais actuellement il ne peut monter 10 marches sans s'arrêter, même sans port de charge. Il s'y associe une petite toux sèche et un amaigrissement de 5 kg depuis 2 mois (61 kg pour 169 cm, actuellement).

Il vit avec sa femme dans un appartement au 2e étage sans ascenseur. Il a présenté à l'âge de 35 ans une tuberculose pulmonaire traitée par des antituberculeux pendant un an, et récemment une prostatite traitée par quinolone pendant 10 jours. L'examen clinique ne retrouve pas d'œdème des membres inférieurs. Sa TA est à 150/80 mmHg, son pouls à 96/min irrégulier. Il existe des crépitants secs dans les bases pulmonaires.

Questions

QUESTION N° 1

Quelles hypothèses diagnostiques à la vue des données de l'examen clinique et de l'interrogatoire faites-vous, en les justifiant ?

QUESTION N° 2

Quels examens réalisez-vous (en les ordonnant) pour arriver au diagnostic positif ?

QUESTION N° 3

Interprétez l'examen TDM ci-dessous *(fig. 1)* et les éléments essentiels visibles ?

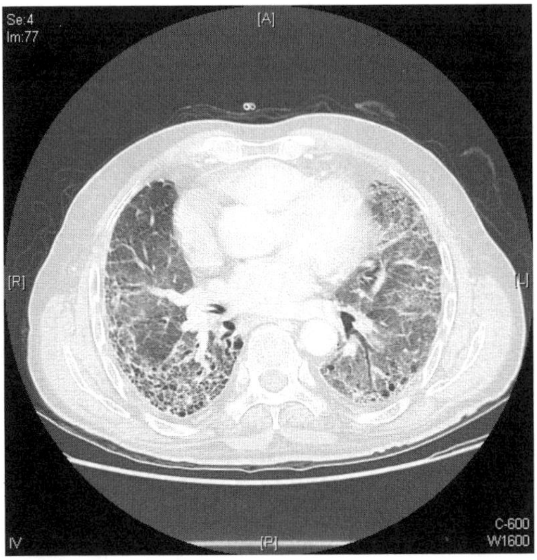

Figure 1

QUESTION N° 4

Quelles données d'interrogatoire manque-t-il ?

QUESTION N° 5

Quelles sont les principales étiologies des pneumopathies infiltratives diffuses ? Comment arriver au diagnostic étiologique ?

QUESTION N° 6

Quels principes thérapeutiques médicamenteux mettez-vous en place ? Si le patient était plus jeune, quelle autre thérapeutique aurait été éventuellement envisageable ?

Réponses

QUESTION N° 1 — 24 points

Pneumopathie infiltrative diffuse (PID, fibrose pulmonaire) : 5
- évolution lente et progressive
- crépitants secs bilatéraux 2

Insuffisance cardiaque (myocardiopathie) : 5
- âge
- terrain
- pouls irrégulier 1
- mais crépitants secs et pas d'œdème des membres inférieurs

BPCO (bronchopneumopathie chronique obstructive) : 5
- fréquence
- toux
- tabagisme ancien
- mais pas de passé de bronchite chronique, pas de signe bronchique à l'auscultation 1

Cancer bronchique (cancer du poumon, carcinome bronchique) : 2
- âge
- terrain 1
- amaigrissement

Réévolution tuberculeuse (tuberculose) : 2

antécédent

QUESTION N° 2 — 20 points

Imagerie thoracique, pour apprécier le parenchyme pulmonaire :
- radiographie pulmonaire de face 2
- scanner thoracique 3

Exploration fonctionnelle respiratoire, ... 3

pour apprécier les volumes pulmonaires :
- GDS artériels au repos et à l'effort 2
- test de marche 1

ECG et échographie cardiaque éventuellement, pour apprécier la fonction cardiaque 2

Endoscopie bronchique avec prélèvements par LBA et biopsie : 2
- recherche de cellules malignes 1
- germes dont BK 1
- population cellulaire au LBA 1
- BK crachats 3 jours de suite

Bilan biologique standard : 2
- ionogramme sanguin
- NFP
- bilan de coagulation
- bilan inflammatoire
- bilan de dysimmunité (ACAN)

QUESTION N° 3

10 *points*

Le scanner montre :
- un aspect en rayon de miel (épaississement des septa) 3
- un aspect en verre dépoli, ... 3
- de localisation : sous-pleurale, périphérique, bilatérale 2
- des bronchectasies de traction 2

Ce sont les 3 éléments d'imagerie de base des PID.

QUESTION N° 4

10 *points*

Le traitement médicamenteux pris (amiodarone ?) 5

La profession (pneumoconiose ?) 5

QUESTION N° 5

20 *points*

Étiologies :
- causes médicamenteuses 3
- maladies inflammatoires (granulomatoses, connectivites, vascularites...) 3
- PID idiopathiques 3
- pathologies infectieuses et néoplasiques 2
- insuffisance cardiaque gauche 2

Diagnostic étiologique :
- bilan biologique (dysimmunité, ACAN) 2
- LBA 2
- biopsie pulmonaire pour anatomopathologie si bilan étiologique négatif 3

QUESTION N° 6

15 *points*

Corticothérapie 5

Immunosuppresseurs

Oxygénothérapie si désaturation d'effort ou de repos 5

Transplantation pulmonaire 5

RÉFÉRENCES

Collège des enseignants de pneumologie. http://www.cep-pneumo.org

Cottin V, Cordier JF. **Fibroses pulmonaires idiopathiques.** Monographie. Rev Prat 2007 ; 20 : 2227-34.

OBJECTIFS PÉDAGOGIQUES

Objectifs principaux :
N° 120 : Pneumopathie interstitielle diffuse.

N° 198 : Dyspnée aiguë et chronique.

Objectif secondaire :
N° 336 : Toux chez l'enfant et chez l'adulte (avec le traitement).

DIFFICULTÉ

2/3

CAS CLINIQUE N° 27

Un patient de 71 ans présente dans ses antécédents une BPCO, avec un trouble ventilatoire obstructif modéré (VEMS à 55 % des normes et GDS normaux au repos, 6 mois auparavant), un prostatisme traité médicalement, un accident de la voie publique, 22 ans auparavant, avec un hémopneumothorax gauche drainé et une splénectomie pour rupture de rate ainsi qu'une maladie de Horton, connue depuis 3 ans et toujours traitée par corticothérapie, du fait de la réapparition de signes cliniques et du syndrome inflammatoire dès que la dose quotidienne est inférieure à 10 mg de prednisolone.

Son traitement comporte 10 mg de prednisolone, du Mopral® (oméprazole, pour gastralgie chronique), du Praxilène®, 2 cp/j (artériopathie ancienne), du Témesta® (lorazépam) 1 mg (1 à 2 cp/j). Le tabagisme est interrompu depuis 3 ans (supérieur à 40 paquets-année). Il était contremaître dans une usine de chaussures jusqu'à sa retraite, il y a 7 ans.

Il y a 6 jours, il était subfébrile, avec accentuation de la toux et de l'expectoration qui est devenue purulente, avec automédication par paracétamol. Il y a 3 jours, devant la persistance des troubles, son médecin traitant lui prescrit de l'Oroken® (céfixime), 2 cp/j. Devant l'aggravation des troubles respiratoires, sa famille l'amène aux urgences.

Questions

QUESTION N° 1

Quels signes cliniques recherchez-vous particulièrement ?

QUESTION N° 2

Quels examens paracliniques réalisez-vous en urgence ? Justifiez.

QUESTION N° 3

Sur le cliché thoracique, il existe des opacités alvéolaires bilatérales évoquant une pneumopathie bilatérale non systématisée. Quelles thérapeutiques mettez-vous en œuvre ? Détaillez.

QUESTION N° 4

Décrivez les facteurs de risque présentés par le patient ? Quels germes sont-ils plausibles ?

QUESTION N° 5

Comment arriver au diagnostic étiologique de cette infection pulmonaire ?

QUESTION N° 6

Quel traitement antibiotique probabiliste auriez-vous mis en place à la place de son médecin traitant ? Justifiez.

Réponses

QUESTION N° 1 — 22 *points*

Signes de mauvaise tolérance respiratoire :	3
• cyanose des extrémités	1
• fréquence respiratoire > 30/min	1
• signes de lutte respiratoire	1
• signes d'épuisement respiratoire	1
Signes de mauvaise tolérance hémodynamique :	3
• tachycardie	1
• hypotension	1
• marbrures	
Signes de mauvaise tolérance neuropsychique :	2
agitation, confusion, coma	1
Décompensation cardiaque droite : œdème des membres inférieurs, turgescence jugulaire, reflux hépatojugulaire	3
Auscultation pulmonaire : recherche de crépitants en foyer	4

QUESTION N° 2 — 18 *points*

Cliché thoracique de face :	4
• diagnostic de pneumopathie	2
• recherche de complication	2
Hémocultures (bactériémie, septicémie)	2
NFP, CRP (syndrome inflammatoire), ionogramme, créatininémie	2
Antigénurie urinaire légionnelle	1
ECBC	1
GDS (hypoxémie, hypercapnie)	4

QUESTION N° 3 — 14 *points*

Hospitalisation en service de pneumologie	2
Bi-antibiothérapie probabiliste :	3
• amoxicilline-acide clavulanique (par exemple : Augmentin®, 3 g/j)	3
• + antibiothérapie antilégionnelles : quinolones (Tavanic®, 2 cp/j) ou macrolides, type érythromycine ou spiramycine	2
Oxygénothérapie selon les gaz du sang	
Kinésithérapie respiratoire	1
Aérosols	1
Prévention complications de décubitus	1
Surveillance efficacité et tolérance du traitement	1

QUESTION N° 4 — 14 *points*

Âge	1
BPCO	2
Splénectomie	2
Corticothérapie prolongée	2
Les germes les plus dangereux sont :	1
• pneumocoques	2
• légionnelles	2
• *Haemophilus*	1
• staphylocoques	1

QUESTION N° 5 — 17 *points*

Prélèvements sanguins : hémocultures (surtout pneumocoques)	4
Sérologies légionnelles, mycoplasmes, virus pneumotropes	3
Prélèvements urinaires : Ag urinaire légionnelles	2
Recherche des germes dans les sécrétions bronchiques :	2
• expectoration	3
• LBA sous fibroscopie bronchique	3

QUESTION N° 6 — 15 *points*

Association : • amoxicilline-acide clavulanique : 3 g par jour ; autre possibilité : Pyostacine® (pristinamycine) • et quinolone active sur le pneumocoque : Tavanic® (lévofloxacine) ou macrolide	10
Devant :	
• âge	1
• facteurs de risque :	1
- BPCO	1
- corticothérapie	1
- splénectomie	1

RÉFÉRENCES

Agence française de sécurité sanitaire des produits de santé, Société de pneumologie de langue française, Société de pathologie infectieuse de langue française. **Antibiothérapie par voie générale en pratique courante au cours des infections respiratoires basses de l'adulte et de l'enfant.** Mise au point, 21 juillet 2010. http://www.infectiologie.com

Collège des enseignants de pneumologie. http://www.cep-pneumo.org

OBJECTIFS PÉDAGOGIQUES

Objectifs principaux :
N° 86 : Infections bronchopulmonaires du nourrisson, de l'enfant et de l'adulte.

N° 173 : Prescription et surveillance des anti-infectieux.

Objectifs secondaires :
N° 198 : Dyspnée aiguë et chronique.

N° 227 : Bronchopneumopathie chronique obstructive.

DIFFICULTÉ

2/3

CAS CLINIQUE N° 28

Un patient de 65 ans est hospitalisé en urgence par son médecin traitant pour un essoufflement aggravé depuis 4 jours. Le patient est un postier à la retraite depuis 5 ans. Il fume une vingtaine de cigarettes par jour depuis l'âge de 15 ans. Il est traité pour un diabète (metformine depuis 10 ans), une hypertension artérielle par une association énalapril et thiazidique (TA habituelle : 145/75 mmHg) et une hypercholestérolémie par simvastatine depuis 4 ans. Le patient est connu comme souffrant d'une BPCO sévère.

Questions

QUESTION N° 1

L'EFR réalisée 6 mois auparavant montre les résultats suivants :

- capacité pulmonaire totale (CPT) : 4 900 mL (normale : 4 100 mL) ;
- capacité vitale (CV) : 3 200 mL (normale : 3 200 mL) ;
- VEMS : 900 mL (normal : 2 400 mL).

Interprétez les résultats.

QUESTION N° 2

Comment faire le diagnostic d'emphysème pulmonaire diffus ?

QUESTION N° 3

Comment expliquez-vous sur le plan physiopathologique la différence de gazométrie entre l'emphysème diffus pur et la BPCO, avec au repos une normoxie dans le premier cas et une hypoxie-hypercapnie dans le second cas.

QUESTION N° 4

Depuis 4 jours, il se sent plus dyspnéique, avec une expectoration purulente et plus collante. Il est légèrement fébrile. La dyspnée survient au moindre effort, avec des difficultés pour dormir au lit. Il présente des œdèmes des membres inférieurs. L'examen retrouve des sibilants diffus, une TA conservée, une tachycardie régulière à 120/min. Quel traitement mettez-vous en place, en sachant que le patient et sa famille refusent toute idée d'hospitalisation ?

QUESTION N° 5

À distance de l'épisode aigu, le patient a retrouvé son état initial. Les gaz du sang en air montrent une PaO_2 à 8,8 kPa (69 mmHg, normale = 8,5-11 kPa), une $PaCO_2$ à 4,9 kPa (45 mmHg, normale = 4,0-5,5 kPa). Quelles thérapeutiques préconisez-vous ?

QUESTION N° 6

Lors de la surveillance de sa BPCO, il est découvert une opacité de 3 cm de diamètre de la lobaire inférieure droite à la radiographie pulmonaire, demandée suite à des hémoptysies. Quels examens demandez-vous pour arriver au diagnostic ?

QUESTION N° 7

Il s'agit d'un cancer bronchique non à petites cellules de type épidermoïde de la lobaire inférieure droite, classé T2 N0 M0 (tumeur de 3 cm de diamètre, sans adénomégalie ni extension médiastinale, ni métastase). Discutez les options thérapeutiques possibles.

Réponses

QUESTION N° 1 — **10** *points*

Distension thoracique (augmentation CPT)	3
Trouble ventilatoire obstructif :	3
• abaissement du VEMS	2
• abaissement du coefficient de Tiffeneau	1
• augmentation du volume résiduel	1

QUESTION N° 2 — **11** *points*

Imagerie (radio pulmonaire, TDM) :	3
• distension	1
• raréfaction de la trame	1
• lésions bulleuses	
EFR :	3
• distension thoracique : augmentation CPT	1
• trouble ventilatoire obstructif (abaissement du Tiffeneau, augmentation du VR)	1
• abaissement du coefficient de diffusion	1

QUESTION N° 3 — **8** *points*

Dans l'emphysème pur ou prédominant, il existe :	
• un effet « espace mort »	2
• une diminution de la surface d'échange air-sang, d'où normoxie au repos et hypoxie à l'effort	2
La BPCO entraîne en revanche des anomalies des rapports ventilation-perfusion (zone perfusée, mal ventilée) avec hypoxémie hypercapnie	4

QUESTION N° 4 — **16** *points*

Antibiothérapie à large spectre type amoxicilline-acide clavulanique	3
Corticothérapie à discuter	3
Kinésithérapie de désencombrement	2
Aérosols	2
Oxygénothérapie à faible débit du fait du risque d'hypercapnie	3
Diurétiques (œdème des membres inférieurs)	2
Anticoagulants à doses iso	1

QUESTION N° 5 — **20** *points*

Arrêt du tabac	4
Réhabilitation à l'effort (kinésithérapie, marche...)	3
Bronchodilatateurs :	3
• atropinique et bêta-2-mimétique à courte durée d'action	1

- bêta-2-mimétiques et atropiniques de longue durée d'action 1
- corticoïdes inhalés

Prévention des infections, vaccination : 3
- vaccin antigrippal
- vaccin antipneumococcique

Traitement antibiotique des surinfections 3

Il n'y a pas d'indication d'oxygénothérapie de longue durée 2

QUESTION N° 6 — **16** *points*

TDM thoracique : 4
- localisation précise de l'opacité
- caractérisation de l'image
- rapport image par rapport au médiastin
- anomalies associées

Fibroscopie bronchique pour prélèvement : 6
- cytologie 1
- BK 1

TEP-scan 2

Contre-indication théorique de la ponction transpariétale sous scanner (VEMS < 1 litre) 2

QUESTION N° 7 — **16** *points*

Chirurgie d'exérèse :
- possible sur le plan carcinologique 2
- mais contre-indication *a priori* compte tenu de l'insuffisance respiratoire chronique (VEMS < 1 litre) 6

Indication d'une radiothérapie thoracique, si possible avec technique stéréotaxique, ... 6

associée éventuellement, suivant l'état du patient, à une chimiothérapie 2

RÉFÉRENCES

Collège des enseignants de pneumologie. http://www.cep-pneumo.org

Institut national du cancer. **Cancer du poumon : bilan initial.** Recommandations, juin 2011. http://www.e-cancer.fr/soins/recommandations

Institut national du cancer. **Cancer du poumon non à petites cellules. Formes localement avancées et métastatiques.** Recommandations, septembre 2010. http://www.e-cancer.fr/soins/recommandations

Institut national du cancer. **Cancer du poumon non à petites cellules. Pratiques chirurgicales.** Recommandations, décembre 2008. http://www.e-cancer.fr/soins/recommandations

Référentiel régional Rhône-Alpes-Auvergne, 2011. **Cancer bronchique non à petite cellules.** http://espacecancer.sante-ra.fr

Société de pneumologie de langue française. **Prise en charge de la BPCO.** Recommandations pour la pratique clinique, 2003, mise à jour 2009. http://www.splf.org/documents

OBJECTIFS PÉDAGOGIQUES

Objectifs principaux :

N° 86 : Infections bronchopulmonaires du nourrisson, de l'enfant et de l'adulte.

N° 140 : Diagnostic des cancers : signes d'appel et investigations paracliniques ; stadification ; pronostic.

N° 157 : Tumeurs du poumon, primitives et secondaires.

N° 227 : Bronchopneumopathie chronique obstructive.

Objectifs secondaires :

N° 141 : Traitement des cancers : chirurgie, radiothérapie, chimiothérapie, hormonothérapie. La décision thérapeutique multidisciplinaire et l'information du malade.

N° 193 : Détresse respiratoire aiguë du nourrisson, de l'enfant et de l'adulte. Corps étranger des voies aériennes supérieures.

N° 198 : Dyspnée aiguë et chronique.

N° 219 : Troubles de l'équilibre acido-basique et désordres hydroélectrolytiques.

DIFFICULTÉ

3/3

CAS CLINIQUE N° 29

Une patiente de 43 ans vient consulter aux urgences de l'hôpital vers 20 h pour une douleur thoracique basale droite brutale et dyspnéisante, compliquée d'un malaise avec impression de perte de connaissance. Cette douleur persiste depuis 3 heures, sans tendance à l'amélioration, augmentant à l'inspiration profonde. Il n'y a pas de toux, ni de température, pas de signe ORL associé. L'examen clinique est pauvre, l'auscultation cardiaque est normale en dehors d'une tachycardie à 110/min, régulière. L'auscultation pulmonaire est normale, la tension artérielle est à 120/70 mmHg.

La patiente est caissière dans un grand magasin et ne présente aucun antécédent personnel hormis les maladies infantiles habituelles. Six semaines auparavant, elle a eu une entorse de la cheville gauche, plâtrée pendant 2 semaines. Elle vit maritalement, son mari est en bonne santé, elle a un enfant de 13 ans. La radiographie thoracique faite au lit, de qualité médiocre, est normale.

Questions

QUESTION N° 1

Quelles sont les hypothèses diagnostiques possibles ?

QUESTION N° 2

Quelles données de l'interrogatoire vous manquent-elles ? Justifiez vos réponses.

QUESTION N° 3

Quelles données de l'examen clinique manquent ? Justifiez.

QUESTION N° 4

Quels examens en urgence réalisez-vous ? Décrivez ce que vous en attendez.

QUESTION N° 5

Interprétez le scanner thoracique réalisé et joint ci-après *(fig. 1 et 2).*

QUESTION N° 6

Quelles thérapeutiques mettez-vous en place ?

QUESTION N° 7

Préconisez-vous des examens complémentaires pour expliquer l'origine de la maladie ?

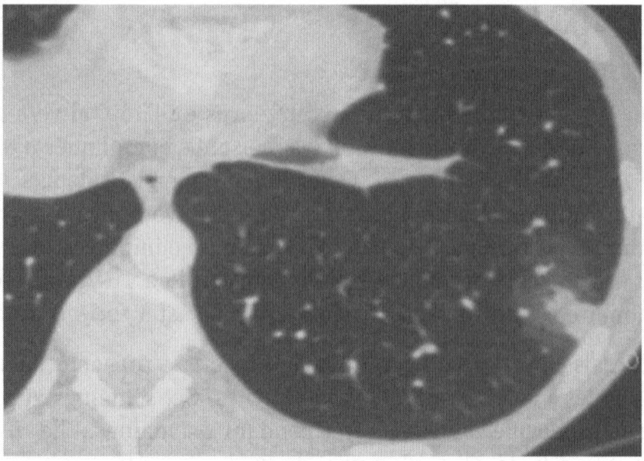

Figure 1

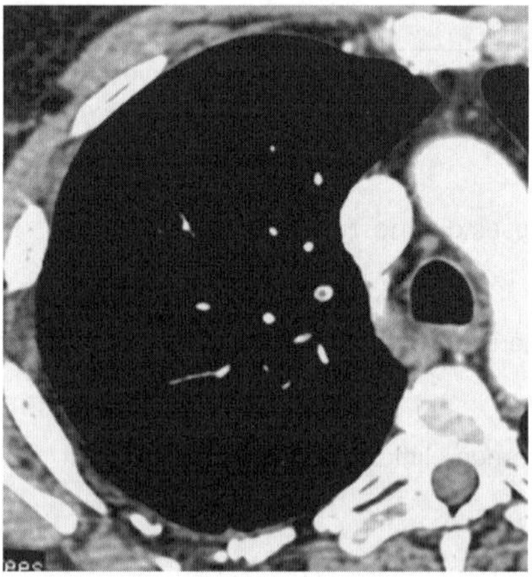

Figure 2

Réponses

QUESTION N° 1 — **10** *points*

Embolie pulmonaire	6
Pleurésie, épanchement pleural	4
Pleuropneumopathie	
Pneumothorax	
Péricardite	

QUESTION N° 2 — **20** *points*

Le traitement médicamenteux	5
La prise d'œstroprogestatifs	5
Le tabagisme	2
La notion de douleur d'une jambe (signe de phlébite périphérique)	4
Les antécédents personnels ou familiaux de thrombophlébite	4

QUESTION N° 3 — **15** *points*

Recherche de signe de phlébite périphérique au niveau d'une jambe :	5
• perte du ballottement du mollet	1
• douleur à la palpation	1
Recherche de signes de cœur pulmonaire aigu :	3
• distension jugulaire	1
• reflux hépatojugulaire	1
Recherche de signe de choc et d'insuffisance respiratoire aiguë	3

QUESTION N° 4 — **25** *points*

ECG (recherche de cœur pulmonaire aigu)	4
GDS : recherche hypoxémie (répercussion sur l'hématose, signe de gravité de l'EP)	4
Bilan biologique :	1
• NFP, ionogramme, bilan de coagulation	
• D-dimères (si négatifs : élimine EP)	3
Angioscanner :	4
• intérêt signe positif : visualisation des thrombi dans la lumière des vaisseaux, et visualisation d'infarctus (opacités triangulaires ou ovalaires sous-pleurales)	2
• intérêt dans le diagnostic différentiel : PNO partiel, pneumopathie, cancer	2
La scintigraphie pulmonaire ventilation-perfusion est possible aussi chez cette femme jeune sans antécédent particulier	2
Le Doppler veineux des MI peut être logique si accessible rapidement mais l'absence de signes cliniques rend la sensibilité de cet examen faible	3

QUESTION N° 5 — 8 *points*

Visualisation des thrombi dans une branche de l'artère pulmonaire ~~droite~~ : opacité intraluminale entourée par le flux sanguin opacifié par l'iode 8

Présence d'une opacité périphérique : infarctus pulmonaire ?

QUESTION N° 6 — 12 *points*

Décoagulation :

- AVK en l'absence de contre-indication, à débuter dès le diagnostic posé 4
- en attendant : héparine non fractionnée (500 UI/kg/24 h), à régler suivant le TCA, ou héparine de bas poids moléculaire (Innohep®, Lovenox®), Arixtra® 4
- surveillance : INR, plaquettes 2

Hospitalisation et repos au lit suivant le niveau de la phlébite

Antalgiques 2

O_2 à la demande

QUESTION N° 7 — 10 *points*

Non, il existe une cause traumatique 5

et pas d'antécédent personnel 5

RÉFÉRENCES

Agnelli C, Beccali C. **Acute pulmonary embolism.** N Engl J Med 2010 ; 363 : 266-74.

Collège des enseignants de pneumologie. http://www.cep-pneumo.org

OBJECTIFS PÉDAGOGIQUES

Objectifs principaux :

N° 135 : Thrombose veineuse profonde et embolie pulmonaire.

N° 198 : Dyspnée aiguë et chronique.

Objectifs secondaires :

N° 175 : Prescription et surveillance d'un traitement antithrombotique.

N° 197 : Douleur thoracique aiguë et chronique.

DIFFICULTÉ

2/3

CAS CLINIQUE N° 30

Un patient de 24 ans, étudiant en informatique, vient vous consulter à cause d'une asthénie intense, d'une toux, d'une dyspnée, d'une fébricule à 37,8 °C et de vagues douleurs thoraciques. Les troubles ont commencé plusieurs semaines auparavant et s'aggravent de plus en plus ; il a perdu près de 10 kg (173 cm, 51 kg). Il vivait au Québec depuis 11 mois mais, se sentant fatigué, a préféré rentrer en France. Il vivait avec 2 colocataires dans une résidence universitaire à Montréal.

À l'interrogatoire, on apprend qu'il n'a pas de passé pathologique, un tabagisme modéré à 4 cigarettes par jour depuis 6 ans, pas de consommation d'alcool ou d'autres drogues, pas de prise médicamenteuse. Il a eu toutes les vaccinations de l'enfance et la radiographie thoracique passée 15 mois auparavant, avant de partir au Canada (pour obtenir le visa étudiant), était normale.

Ses parents le trouvant fatigué vous l'amènent dès le lendemain de son arrivée. À l'examen, le jeune homme a un teint grisâtre et est manifestement fatigué. Il est fébrile à 38,5 °C. L'auscultation cardiopulmonaire est normale, il n'y a pas d'adénomégalie périphérique. La radiographie thoracique est jointe *(fig. 1 et 2)*.

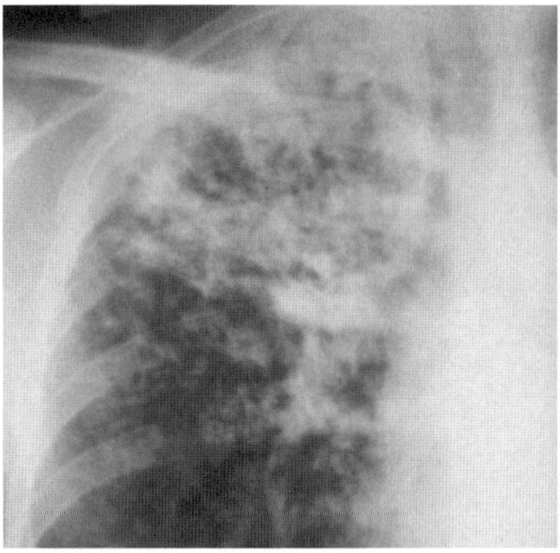

Figure 1

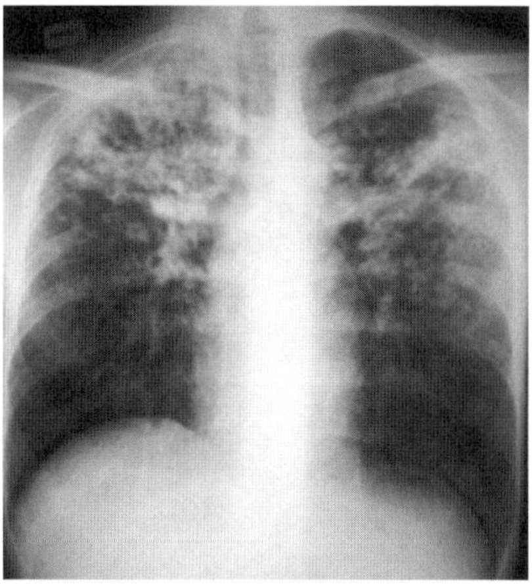

Figure 2

Questions

QUESTION N° 1

Quelle est votre hypothèse diagnostique la plus probable ? Justifiez suivant l'interrogatoire.

QUESTION N° 2

Interprétez la radiographie *(fig. 1 et 2)*. Quels sont les arguments qui confortent votre hypothèse ?

QUESTION N° 3

Quels éléments d'interrogatoire manquent ?

QUESTION N° 4

Quels examens réalisez-vous ?

QUESTION N° 5

Quel traitement mettez-vous en place, l'examen direct ayant découvert des bacilles acido-alcoolo-résistants ?

QUESTION N° 6

Le patient étant réticent pour une hospitalisation, quels sont les arguments que vous lui apportez pour le convaincre d'être hospitalisé ?

QUESTION N° 7

Sur le plan administratif et médical, quelles démarches et certificats réalisez-vous ?

QUESTION N° 8

Quelle attitude adoptez-vous pour son entourage ?

Réponses

QUESTION N° 1 — **11** *points*

Tuberculose pulmonaire bilatérale maladie, devant : 5
- les signes respiratoires persistants et prolongés 2
- le tableau infectieux torpide 2
- l'amaigrissement 2
- le jeune âge
- l'absence d'exposition toxique

QUESTION N° 2 — **15** *points*

Caractère bilatéral des opacités 5

Atteinte des parties supérieures des poumons 5

Opacités de type alvéolaire 5

Excavations, cavernes

QUESTION N° 3 — **5** *points*

Notion de comptage tuberculeux au Canada 4

Immunodépression : VIH ? 1

QUESTION N° 4 — **20** *points*

Pour faire le diagnostic de tuberculose, recherche de bacilles de Koch : 5
- sur les expectorations si crachats 3
- sinon endoscopie bronchique avec mini-LBA dans les lobes supérieurs 3
- examen direct et culture avec antibiogramme 3
- PCR

Bilan biologique :
- ionogramme sanguin, NFP, bilan inflammatoire, bilan hépatique 2
- sérologie VIH avec accord du patient 2

Examen ophtalmologique : acuité visuelle, fond d'œil, vision des couleurs, champ visuel 2

QUESTION N° 5 — **12** *points*

Hospitalisation pour isolement respiratoire initial 2

Mise en place d'un traitement antituberculeux : 3
- quadruple (IREP) pendant 2 mois puis double (IR) pendant 4 mois 2
- rifampicine (10 mg/kg), isoniazide (5 mg/kg), pyrazinamide (30 mg/kg) et éthambutol (20 mg/kg/j) 2
- en une prise journalière à jeun le matin 1

Surveillance clinique (ophtalmologique) et biologique du traitement 2

QUESTION N° 6 — **13** *points*

Pour le patient :
- tuberculose maladie potentiellement grave 3
- repos 2
- débuter le traitement
- surveillance du début du traitement 2

Pour l'entourage et la société :
- isolement du patient 4
- contagiosité 2

QUESTION N° 7 — **10** *points*

Déclaration affection longue durée pour prise en charge à 100 % de la maladie. 5

Déclaration anonyme obligatoire de la tuberculose 5

Dépistage dans l'entourage : recherche du contaminant et de possibles contaminés

QUESTION N° 8 — **14** *points*

Tubertest® à 5 UI 4

et radiographie thoracique : 4
- à tous les sujets contacts, ses parents et ses colocataires canadiens 3
- immédiatement et 3 mois après 2

Le Quantiféron® peut aider dans les cas douteux 1

Traitement par antituberculeux pendant 3 mois en cas de suspicion de tuberculose infection

RÉFÉRENCES

Collège des enseignants de pneumologie. http://www.cep-pneumo.org

Société de pneumologie de langue française. **Recommandations de la Société de pneumologie de langue française pour la prise en charge de la tuberculose. Conférence de consensus.** Rev Mal Respir 2004 ; 21 (3 Pt 2) : S3-104. http://www.splf.org/documents

OBJECTIFS PÉDAGOGIQUES

Objectifs principaux :
N° 106 : Tuberculose.

N° 173 : Prescription et surveillance des anti-infectieux.

Objectifs secondaires :
N° 8 : Certificats médicaux. Décès et législation. Prélèvements d'organes et législation.

N° 295 : Amaigrissement.

DIFFICULTÉ

2/3

CAS CLINIQUE N° 31

Monsieur D., 40 ans, vous consulte pour hémoptysies de faible abondance, toux et altération de l'état général, avec asthénie, anorexie et amaigrissement de 4 kg en 1 mois.
L'interrogatoire relève :
- un tabagisme à 20 paquets-année non sevré ;
- pas de traitement actuel ;
- entourage familial : il est marié, et a une fille de 18 ans.

Questions

QUESTION N° 1

Citez les étiologies d'hémoptysies.

QUESTION N° 2

En progressant dans l'interrogatoire, vous apprenez qu'un des amis de M. D. est traité depuis 3 mois pour une tuberculose pulmonaire. En quoi consiste le dépistage des sujets contacts dans un contexte tuberculeux ? Ce dépistage doit-il se répéter ? Si oui, pourquoi et selon quelle périodicité ?

QUESTION N° 3

Quels examens réalisez-vous pour obtenir le diagnostic de M. D. ?

QUESTION N° 4

La radiographie thoracique met en évidence un infiltrat du segment de Fowler droit (segment apical du lobe inférieur droit). Quelles sont les autres images radiologiques possibles dans cette pathologie ?

QUESTION N° 5

Votre diagnostic suspecté est confirmé. Quel est le bilan préthérapeutique à réaliser ? Quel traitement prescrivez-vous ? Quelle surveillance réalisez-vous ?

QUESTION N° 6

Quelle sérologie, après accord du patient, réalisez-vous ?

QUESTION N° 7

Quelle est la prise en charge sociale et législative à réaliser ?

QUESTION N° 8

L'épouse et la fille de M. D. se disent rassurées car elles sont vaccinées par le BCG. Que leur dire ?

QUESTION N° 9

Le dépistage montre :
- Mme D. (épouse) : examen clinique, radio du thorax normaux. IDR 5 UI tuberculine = 30 mm ;
- Melle D. (fille) : examen clinique, radio du thorax normaux. IDR 5 UI tuberculine = 10 mm.

Que faire pour chacune d'entre elles ?

QUESTION N° 10

Si, 10 ans plus tard, M. D. vous consulte à nouveau pour hémoptysies, quels seront les quatre diagnostics à évoquer en priorité ?

Réponses

QUESTION N° 1 — 20 *points*

Cause bronchique :	1
• tumeur maligne ou bénigne	2
• corps étranger	2
• infection, notamment tuberculeuse	2
• bronchectasies	2
Cause cardiaque :	1
• œdème aigu du poumon	2
• valvulopathie mitrale	2
• embolie pulmonaire	2
Cause ORL :	1
• tumeur du pharynx, du larynx	2
• épistaxis déglutie	1

QUESTION N° 2 — 9 *points*

Le dépistage consiste à dépister soit la personne contaminatrice, soit une personne contaminée par le cas connu	2
Il est réalisé par :	
• une IDR à 5 UI (Tubertest®)	2
• une radiographie thoracique	2
• un test Quantiféron® dans les cas douteux	1
Le dépistage doit être répété 3 à 4 mois après le premier (phase d'incubation)	2

QUESTION N° 3 — 12 *points*

Radiographie thoracique	2
Scanner thoracique	2
Recherche de BK *(Mycobacterium tuberculosis)* :	2
• sur expectoration	2
• ou si impossible sur LBA par endoscopie bronchique	2
• par examen direct et culture, avec antibiogramme	2

QUESTION N° 4 — 9 *points*

Opacités nodulaires ou micronodulaires multiples (miliaire)	2
Opacités excavées (cavernes)	2
Association infiltrat-nodules-opacités excavées	2
Atteintes d'autres lobes (lobes supérieurs)	2
Opacités uni ou bilatérales	1

QUESTION N° 5 — 13 points

Bilan :
- biologie : NFP, ionogramme sanguin, bilan hépatique 2
- recherche d'autres foyers de tuberculose

Traitement :
- quadruple, pendant 2 mois, double pendant 4 mois 2
- association rifampicine-isoniazide-pyrazinamide-éthambuthol pendant 2 mois puis isoniazide et rifampicine pendant 4 mois 2
- à raison d'une prise le matin à jeun 1

Surveillance :
- bilan hépatique 2
- acide urique 2
- NFP 1
- champ visuel des couleurs 1

QUESTION N° 6 — 4 points

Sérologie VIH après accord du patient 4

QUESTION N° 7 — 8 points

Déclaration à 100 % à faire par le médecin traitant (affection de longue durée). 3

Déclaration anonyme obligatoire auprès de la DDASS 3

Envisager le dépistage des sujets contacts 2

QUESTION N° 8 — 6 points

Le BCG protège uniquement l'enfant et non l'adulte 2

Risque de tuberculose maladie dans les mois ou années qui suivent 2

Contamination par voie aérienne 2

QUESTION N° 9 — 8 points

Épouse : IDR très positive, suspicion forte de tuberculose « infection », indication de traitement antituberculeux double pendant 3 mois 4

Fille : refaire radio pulmonaire et IDR dans 3 mois 4

QUESTION N° 10 — 11 points

Rechute tuberculose 3

Bronchectasies séquellaires avec surinfection 3

Cancer bronchique 3

Greffe aspergillaire sur les séquelles 2

Autres causes (ORL, cardiaque...)

RÉFÉRENCES

Collège des enseignants de pneumologie. http://www.cep-pneumo.org

Société de pneumologie de langue française. **Recommandations de la Société de pneumologie de langue française pour la prise en charge de la tuberculose. Conférence de consensus.** Rev Mal Respir 2004 ; 21 (3 Pt 2) : S3-104. http://www.splf.org/documents

OBJECTIFS PÉDAGOGIQUES

Objectif principal :
N° 106 : Tuberculose.

Objectifs secondaires :
N° 8 : Certificats médicaux. Décès et législation. Prélèvements d'organes et législation.

N° 317 : Hémoptysie.

DIFFICULTÉ

3/3

CAS CLINIQUE N° 32

Une patiente de 54 ans est hospitalisée en urgence pour des troubles aigus du comportement. Depuis une huitaine de jours, elle se sentait fatiguée, avec des céphalées. Depuis hier, elle est somnolente avec des propos incohérents, une désorientation temporospatiale. À l'arrivée au service des urgences, la patiente est subfébrile (37,7 °C), elle ne présente aucun déficit moteur évident, répond aux ordres simples mais reste confuse dans ses réponses (ne se rappelle plus de son nom, son adresse, sa date de naissance) ; il n'y pas d'aphasie.

L'auscultation cardiaque est normale, l'auscultation pulmonaire trouve quelques ronchi et sibilants de la base droite. La TA est à 140/80 mmHg, le pouls à 82/min, régulier. Il existe un œdème du cou, du visage et des deux membres supérieurs, apparu depuis une quinzaine de jours, au départ uniquement le matin et disparaissant la journée, et devenu permanent depuis 3 jours. Depuis 2 mois, elle présentait une toux et une anorexie avec perte de 3 kg.

Le bilan biologique montre :
- Na = 136 mmol/L (normale = 135-145) ;
- créatinine = 69 µmol/L (normale = 30-110) ;
- protéines = 64 g/L (normale = 58-65) ;
- calcémie = 3,8 mmol/L (normale = 2,25-2,6) ;
- GB = 8,2 giga/L, dont 68 % de polynucléaires neutrophiles ;
- hémoglobine = 13,5 g/dL ;
- plaquettes = 350 giga/L.

La radiographie pulmonaire est jointe *(fig. 1)*.

L'interrogatoire de la famille révèle que la patiente n'a pas d'antécédent particulier hormis une rhinoconjonctivite printanière traitée par antihistaminiques. Il n'existe pas de tabagisme, elle est ménopausée depuis 3 ans. Le dernier examen gynécologique date de 4 mois et était normal. Elle suit un traitement substitutif pour la ménopause depuis 3 ans.

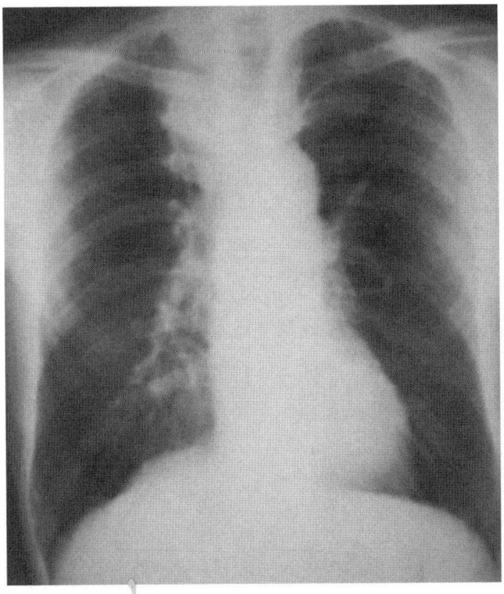

Figure 1

Questions

QUESTION N° 1

Quelles hypothèses faites-vous pour expliquer tous les troubles cliniques présentés par la patiente ?

QUESTION N° 2

Interprétez la radiographie pulmonaire *(fig. 1)* et les données des examens biologiques.

QUESTION N° 3

Quelles informations manquent à l'interrogatoire et quels éléments recherchez-vous particulièrement à l'examen clinique ? Justifiez.

QUESTION N° 4

Quels examens réalisez-vous (hiérarchisez-les et justifiez-les) ?

QUESTION N° 5

Il s'agit d'un adénocarcinome bronchique primitif localement avancé, stade IIIB, non résécable car atteignant le médiastin, chez une patiente revenue en bon état général. Le bilan ne montre aucune localisation métastatique. Quels principes thérapeutiques mettez-vous en œuvre ?

QUESTION N° 6

Quelles sont les autres anomalies biologiques que l'on peut rencontrer au cours des cancers bronchiques ? Quel est le traitement des hypercalcémies au cours des cancers bronchiques ?

QUESTION N° 7

Le traitement médical est à base de cisplatine. Quels sont les principaux effets secondaires de cette molécule ?

Réponses

QUESTION N° 1	**15** *points*
Syndrome cave supérieur,	6
correspondant à une probable compression de la veine cave supérieure par une pathologie tumorale pulmonaire ou ganglionnaire	2
Syndrome fébrile et signes fonctionnels thoraciques (toux), orientant vers une pathologie bronchopulmonaire	1
Syndrome confusionnel, provoqué par :	2
• des troubles métaboliques (hypercalcémie)	2
• ou des métastases cérébrales et/ou méningées	2

QUESTION N° 2	**14** *points*
Radiographie pulmonaire :	
• opacité paratrachéale et sus-hilaire droite	5
• pas de déviation ou de compression trachéale	2
Biologie :	
hypercalcémie avec protéines normales, par :	3
• métastases osseuses	2
• syndrome paranéoplasique	2

QUESTION N° 3	**8** *points*
Interrogatoire :	
• exposition professionnelle	2
• recherche de douleurs osseuses (métastases osseuses)	1
Examen clinique : recherche d'adénopathie périphérique,	2
notamment sus-claviculaire droite, fréquente en cas de pathologie tumorale du LSD, ou paratrachéale droite	2
Les prélèvements à ce niveau permettraient alors d'avoir un diagnostic plus facile et rapide	1

QUESTION N° 4	**26** *points*
TDM thoracique :	3
• exploration de l'opacité paratrachéale droite : tumeur pulmonaire ? adénopathies ?	1
• rapport de l'opacité avec le médiastin et les autres organes	1
• autres adénopathies	
• opacités parenchymateuses	1
• atteinte hépatique ou surrénalienne	1
Endoscopie bronchique : pour explorer l'arbre bronchique et faire des prélèvements permettant le diagnostic si cancer bronchique	3
Prélèvement biopsique d'une ADP périphérique ou d'une ADP paratrachéale droite sous médiastinoscopie, si pas de diagnostic par fibroscopie	3

Bilan d'extension du cancer :	3
• IRM ou scanner cérébral (recherche de métastases, compte tenu des troubles neurologiques)	2
• scintigraphie osseuse ou TEP scan, à la recherche de lésion osseuse secondaire (hypercalcémie)	2
• TDM abdominale	1
Bilan général du patient :	3
• fonction cardiaque	1
• fonction respiratoire	1

QUESTION N° 5 — **15** *points*

Discussion du dossier en réunion de concertation pulmonaire	2
Le principe thérapeutique est double :	
• traitement spécifique anticancéreux : - chimiothérapie par sels de platine - associée à radiothérapie thoracique	5
• traitement symptomatique :	
- traitement du syndrome cave supérieur (corticoïdes, pose de stent endocave), décoagulation si thrombose	3
- traitement de l'hypercalcémie : hydratation, corticoïde, diurétique, diphosphonates	3
Prise en charge à 100 %	2

QUESTION N° 6 — **12** *points*

Hyponatrémie (syndrome de Schwartz-Bartter, cancer bronchique à petites cellules)	3
Syndrome inflammatoire avec anémie, polynucléose	2
Traitement de l'hypercalcémie :	
• hydratation	1
• corticoïdes	2
• diurétiques (furosémide)	1
• diphosphonates	2
• traitement du cancer	1

QUESTION N° 7 — **10** *points*

Toxicité digestive (nausées, vomissements)	2
Toxicité rénale (insuffisance rénale)	2
Toxicité neurologique (polynévrite, surdité)	2
Toxicité hématologique (leucopénie, anémie)	2
Alopécie	2

RÉFÉRENCES

Collège des enseignants de pneumologie. http://www.cep-pneumo.org

Référentiel régional Rhône-Alpes-Auvergne, 2011. **Cancer bronchique à petites cellules.** http://espacecancer.sante-ra.fr

OBJECTIFS PÉDAGOGIQUES

Objectifs principaux :
N° 140 : Diagnostic des cancers : signes d'appel et investigations paracliniques ; stadification ; pronostic.

N° 157 : Tumeurs du poumon, primitives et secondaires.

Objectifs secondaires :
N° 141 : Traitement des cancers : chirurgie, radiothérapie, chimiothérapie, hormonothérapie. La décision thérapeutique multidisciplinaire et l'information du malade.

N° 199 : État confusionnel et trouble de conscience.

N° 319 : Hypercalcémie (avec le traitement).

DIFFICULTÉ

3/3

CAS CLINIQUE N° 33

Une anomalie radiologique pulmonaire vient d'être découverte chez un patient de 23 ans. Ce jeune homme, non fumeur, n'a aucun antécédent particulier familial ou personnel. Il a eu les maladies infantiles habituelles et les vaccinations obligatoires. C'est à l'occasion d'une visite d'embauche pour la SNCF que la radiographie pulmonaire a été réalisée.

La radiographie pulmonaire *(fig. 1)* montre une hypertrophie des deux hiles, correspondant au scanner à des adénomégalies hilaires et médiastinales bilatérales, sans anomalie parenchymateuse. Le patient n'a pas maigri, n'a aucun signe fonctionnel thoracique ou général (en particulier, pas de fièvre). Le patient ne se rappelle pas avoir passé de radiographie pulmonaire auparavant. Dans son carnet de santé, aucune information particulière n'est notée.

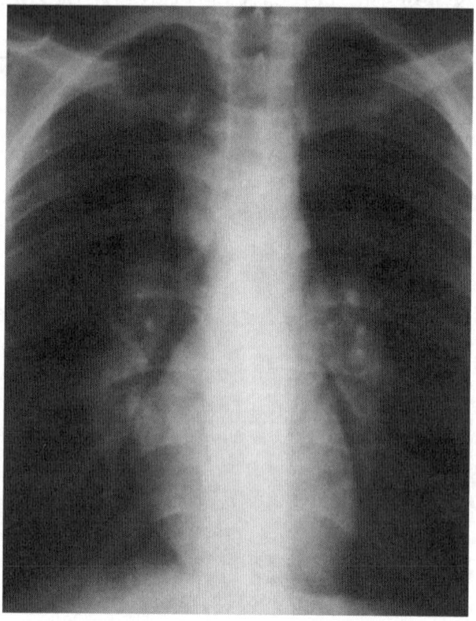

Figure 1

Questions

QUESTION N° 1

Quelle(s) hypothèse(s) faites-vous devant ce tableau radioclinique ? Justifiez.

QUESTION N° 2

Quels éléments d'interrogatoire recherchez-vous (expliquez-les) ?

QUESTION N° 3

Quels éléments d'examen clinique recherchez-vous particulièrement ? Justifiez.

QUESTION N° 4

Quels examens biologiques réalisez-vous ? Justifiez.

QUESTION N° 5

Vous suspectez une sarcoïdose. Quels examens réalisez-vous pour faire le diagnostic de cette maladie (hiérarchisez-les) ?

QUESTION N° 6

Quelles sont les principes thérapeutiques de la sarcoïdose thoracique ?

QUESTION N° 7

Quelles sont les anomalies biologiques possiblement rencontrées au cours de la sarcoïdose ?

QUESTION N° 8

Quels éléments d'information donnez-vous au patient pour lui expliquer cette maladie ?

Réponses

QUESTION N° 1 — 13 *points*

Première hypothèse : sarcoïdose (adénopathies médiastinales bilatérales, non compressives, de découverte systématique)	5
Maladie de Hodgkin, lymphome non hodgkinien (mais adénopathies le plus souvent compressives, signes généraux)	5
Maladie infectieuse : tuberculose (mais signes généraux habituels)	3

QUESTION N° 2 — 9 *points*

Recherche d'autres signes d'atteinte sarcoïdosique : atteinte dermatologique, arthralgies, atteinte oculaire	5
Recherche d'arguments en faveur de maladie hématologique : prurit	4

QUESTION N° 3 — 15 *points*

Recherche d'adénopathies périphériques (permet un diagnostic plus facile)	5
Recherche de lésion cutanée (sarcoïdose, érythème noueux)	5
Recherche d'hépatosplénomégalie	4
Anergie tuberculinique	1

QUESTION N° 4 — 13 *points*

Bilan sanguin :	
• bilan inflammatoire (VS, CRP, NFP) : maladies hématologiques et tuberculose	4
• calcémie et créatininémie : sarcoïdose	4
• ECA (enzyme de conversion de l'angiotensinogène) : sarcoïdose	3
• électrophorèse des protéines : hémopathie ou sarcoïdose	2

QUESTION N° 5 — 24 *points*

Fibroscopie bronchique :	4
• avec LBA : compte cellulaire (lymphocytose), ECA, typage des populations lymphocytaires	5
• recherche de BK	2
• biopsie d'éperon périphérique (ou transbronchique) à la recherche d'un granulome épithélioïde et gigantocellulaire	5
Si pas de diagnostic : prélèvement d'une ADP périphérique si possible, sinon prélèvement ganglionnaire par médiastinoscopie ou par ponction transbronchique échoguidée	5
Tubertest® : + si tuberculose, - si sarcoïdose ou Hodgkin	3

QUESTION N° 6 — 10 *points*

Surveillance simple si pas de répercussion fonctionnelle respiratoire de la sarcoïdose et pas de signe généraux	5
Corticothérapie si atteinte EFR ou autre organe (rein)	5

QUESTION N° 7 **6 *points***

Hypercalcémie	1
Hypercalciurie	1
Hyperprotéinémie	1
Insuffisance rénale par hypercalcémie, néphrocalcinose	1
Lymphopénie	1
Élévation ECA	
Hypergammaglobulinémie polyclonale	1

QUESTION N° 8 **10 *points***

Maladie de type inflammatoire « réactionnelle » à une cause inconnue :	1
• possiblement générale	2
• non contagieuse	2
• non congénitale, même si des cas familiaux sont décrits	1
• guérissant habituellement spontanément en quelques semaines ou mois	1
• et ne nécessitant que rarement un traitement corticoïde	1
Le principe est de surveiller la non-évolution de la maladie, avec imagerie, exploration fonctionnelle respiratoire, biologie	2

RÉFÉRENCES

Collège des enseignants de pneumologie. http://www.cep-pneumo.org

Picard C, Tazi A. **Sarcoïdose.** Rev Prat 2006 ; 56 (10) : 1143-9.

OBJECTIFS PÉDAGOGIQUES

Objectif principal :
N° 124 : Sarcoïdose.

Objectif secondaire :
N° 324 : Opacités et masses intrathoraciques.

DIFFICULTÉ

2/3

CAS CLINIQUE N° 34

Vous venez de découvrir un cancer bronchique chez un patient de 45 ans, que vous connaissez depuis longtemps et dont vous suivez aussi la femme et les deux enfants, âgés de 17 et 11 ans. Il toussait plus que d'habitude, avait craché du sang et vous avez logiquement demandé des examens, d'autant plus que c'est un fumeur à 40 cigarettes par jour depuis plus de 20 ans. Les radiographies thoraciques et la tomodensitométrie objectivent une masse tumorale de plus de 7 cm de diamètre dans le lobe inférieur droit. Les coupes tomodensitométriques de l'abdomen supérieur sont inquiétantes, avec des images très suspectes de métastases hépatiques multiples et de métastase surrénalienne droite. Les examens réalisés (fibroscopie bronchique) montrent qu'il s'agit d'un cancer bronchique indifférencié « à petites cellules », d'emblée disséminé (métastases hépatiques prouvées). Le patient est en bon état général sans comorbidités associées.

Questions

QUESTION N° 1

Expliquez au patient la raison et le principe du traitement de chimiothérapie, nécessaire dans son cas.

QUESTION N° 2

Décrivez au patient les principales toxicités des chimiothérapies anticancéreuses.

QUESTION N° 3

Vous savez que le patient est chauffagiste et qu'il a été exposé à l'amiante, et vous établissez une déclaration de maladie professionnelle (tableau n° 30*bis*: « cancer bronchique lié à l'amiante »). Expliquez ce que le patient doit faire avec ce certificat et quels sont les avantages qu'il peut avoir si la maladie professionnelle est reconnue.

QUESTION N° 4

Le patient est pris en charge par votre correspondant pneumologue, qui lui a proposé de participer à un essai thérapeutique de phase III randomisé en double aveugle, comparant une chimiothérapie traditionnelle (cisplatine et VP 16) plus placebo à cette même chimiothérapie associée au bévacizumab, molécule antiangiogène, par voie intraveineuse, dont le but est d'améliorer le résultat thérapeutique. Le bévacizumab est utilisé déjà dans d'autres cancers avec des résultats encourageants et peu d'effets secondaires (risque accru de toxicités hématologiques et augmentation modérée du risque de thrombophlébite et de saignements). Le patient, qui vous fait confiance, vous demande votre avis et souhaite que vous lui réexpliquiez ce qu'est un essai randomisé en double aveugle, le but de l'étude et la raison de la signature qu'il doit apposer sur le protocole.

QUESTION N° 5

En dehors de l'amiante (et du tabac), citez deux autres cancérigènes pulmonaires.

QUESTION N° 6

Quinze mois après le diagnostic, sont découvertes plusieurs métastases cérébrales à l'IRM, demandée après la constatation de crises d'épilepsies généralisées. Vous décidez de faire réaliser une irradiation cérébrale totale puis une reprise de la chimiothérapie, compte tenu de la bonne réponse au traitement de première ligne. Expliquez à son épouse les effets secondaires possibles de l'irradiation cérébrale et les avantages possibles de la reprise de la chimiothérapie.

QUESTION N° 7

Le patient décède 29 mois après le diagnostic d'évolution de son cancer malgré plusieurs lignes de chimiothérapie. Sa femme vient vous voir car elle souhaiterait avoir communication du dossier médical. Conseillez-la.

Réponses

QUESTION N° 1 — **16** *points*

Le cancer bronchique à petites cellules est un cancer dont la dissémination hématogène (métastase) est fréquente, ce qui est le cas ici	4
La chimiothérapie est un traitement diffusant par voie sanguine donc pouvant atteindre tous les sites néoplasiques	4
C'est le seul traitement possible dans cette maladie à ce stade	
Ces molécules sont absorbées par toutes les cellules qui se divisent, interférant avec le cycle cellulaire et en particulier l'ADN	3
Les mécanismes de réparation de l'ADN des cellules cancéreuses est moindre que celui des cellules normales, d'où l'effet différentiel	3
Augmentation de la survie et de la qualité de vie	2

QUESTION N° 2 — **25** *points*

Toxicité digestive (nausées et vomissements)	4
Toxicité hématologique :	2
• leucopénie	1
• anémie	1
• thrombopénie	1
Alopécie	4
Toxicité veineuse (veinite, phlébite...)	4
Toxicité neurologique (polynévrite, hypoacousie)	4
Toxicité néphrologique	4

QUESTION N° 3 — **11** *points*

Ce certificat est en plusieurs feuillets dont deux sont envoyés à la caisse de Sécurité sociale dont dépend le sujet	4
Si l'exposition à l'amiante est avérée, la pathologie du patient pourra être reconnue maladie professionnelle, il pourra donc bénéficier d'une indemnisation. Même en cas de décès, la famille touchera une rente, notamment les enfants étudiants, leur assurant leurs études	5
Par ailleurs, outre la prise en charge à 100 % (obtenue de toute façon avec le diagnostic de cancer), l'absence de délai de carence en cas d'arrêt de travail est à noter	2

QUESTION N° 4 — **14** *points*

Pour faire avancer la thérapeutique en cancérologie, on doit tester des nouveaux produits ou concepts	2
Un essai randomisé vise à comparer le traitement considéré comme standard dans le monde entier (association cisplatine et VP 16) à une autre association : les mêmes produits avec une nouvelle molécule que l'on teste	3

La randomisation correspond à un tirage au sort afin que les deux populations de patients, l'une traitée par la thérapeutique standard et l'autre par la nouvelle association, soient les plus comparables possible 3

Le double aveugle correspond au fait que ni le patient ni les médecins ne sont au courant du traitement pris. Outre la chimiothérapie qui sera identique entre les deux bras, le patient recevra soit une injection intraveineuse du produit « vrai » ou un « placebo ». Cela évite un certain nombre de biais 3

Quoi qu'il en soit, le patient doit pour participer signer un consentement prouvant qu'il a été informé de cette étude et qu'il a reçu toutes les explications nécessaires pour son choix 3

Néanmoins, le patient pourra sortir de l'étude à n'importe quel moment sans justifier sa décision et sans que cela modifie sa prise en charge

Il faut souligner aussi que le produit à l'étude est déjà utilisé dans d'autres cancers, ce qui réduit le risque de toxicité imprévue et méconnue

QUESTION N° 5 — ***6 points***

Nickel, chrome, uranium, radiations ionisantes, silice* 6

* *3 points par cancérigène cité.*

QUESTION N° 6 — ***16 points***

Effets secondaires de l'irradiation cérébrale :
- alopécie 2
- céphalées 2
- asthénie 2
- aggravation passagère des troubles neurologiques 2

Raisons de la reprise de la chimiothérapie :
- bonne réponse au traitement de première ligne 2
- long intervalle entre traitement de 1re ligne et rechute 2
- amélioration possible de la durée de vie 2
- amélioration probable de la qualité de vie 2

QUESTION N° 7 — ***12 points***

La communication du dossier médical peut être obtenue par tout ayant droit, en la demandant soit au chef du service qui l'a pris en charge, soit au directeur de l'hôpital, en : 3
- adressant une photocopie de sa carte d'identité et du livret de famille prouvant les liens de parenté 3
- explicitant les motifs de la demande (par exemple, ici, pour la maladie professionnelle) 2
- précisant les pièces désirées (copies des examens paracliniques, des courriers, de l'imagerie...) 2

L'épouse du patient peut demander à consulter le dossier en présence d'un des médecins du service qui peut l'aider à une meilleure compréhension des données 2

RÉFÉRENCES

Collège des enseignants de pneumologie. http://www.cep-pneumo.org

Institut national du cancer. **Cancer du poumon non à petites cellules. Formes localement avancées et métastatiques.** Recommandations, septembre 2010. http://www.e-cancer.fr/soins/recommandations

Institut national du cancer. **Cancer du poumon non à petites cellules. Pratiques chirurgicales.** Recommandations, décembre 2008. http://www.e-cancer.fr/soins/recommandations

Référentiel régional Rhône-Alpes-Auvergne, 2011. **Cancer bronchique non à petites cellules.** http://espacecancer.sante-ra.fr

Référentiel régional Rhône-Alpes-Auvergne, 2011. **Soins de support.** http://espacecancer.sante-ra.fr

OBJECTIFS PÉDAGOGIQUES

Objectifs principaux :
N° 1 : La relation médecin-malade. L'annonce d'une maladie grave. La formation du patient atteint de maladie chronique. La personnalisation de la prise en charge médicale.

N° 2 : La méthodologie de la recherche clinique.

Objectifs secondaires :
N° 6 : Le dossier médical. L'information du malade. Le secret médical.

N° 8 : Certificats médicaux. Décès et législation. Prélèvements d'organes et législation.

N° 141 : Traitement des cancers : chirurgie, radiothérapie, chimiothérapie, hormonothérapie. La décision thérapeutique multidisciplinaire et l'information du malade.

N° 157 : Tumeurs du poumon, primitives et secondaires.

DIFFICULTÉ

2/3

CAS CLINIQUE N° 35

Vous recevez une patiente de 43 ans, fumeuse à 25 paquets-année, caissière dans un supermarché depuis 12 ans, mariée, 2 enfants de 16 et 13 ans, en bonne santé. Son principal antécédent est un adénocarcinome mammaire du sein droit, 7 ans auparavant, traité par tumorectomie, 6 cures de chimiothérapie (FEC : 5-fluoro-uracile, épi-adriamycine et Endoxan®) et radiothérapie. Le programme thérapeutique s'est terminé il y a 26 mois. Elle ne suit aucun traitement depuis. Elle n'a plus ses règles depuis la chimiothérapie.

Elle se plaint depuis 2 à 3 mois d'un essoufflement progressif, d'abord à l'effort important puis maintenant à l'effort modéré (douche, montée d'un étage d'escalier...). Elle tousse de plus en plus et ressent des sifflements intrathoraciques. Elle a légèrement maigri (de 2 kg en un mois), n'a aucune douleur thoracique. Elle s'est arrêtée de fumer depuis 15 jours car se trouvait trop gênée.

Questions

QUESTION N° 1

L'auscultation pulmonaire trouve des sibilants diffus. Il n'y aucune anomalie auscultatoire cardiaque, pas d'œdème des membres inférieurs, pas d'adénopathie périphérique, notamment sus-claviculaire. Quelles sont les premières hypothèses auxquelles vous pensez ?

QUESTION N° 2

Quels sont les premiers examens de débrouillage que vous faites réaliser (hiérarchisez-les et justifiez-les) ?

QUESTION N° 3

La radiographie pulmonaire est peu informative. Le scanner thoracique est joint ci-après *(fig. 1)*. Interprétez soigneusement le cliché pour avancer vers le diagnostic.

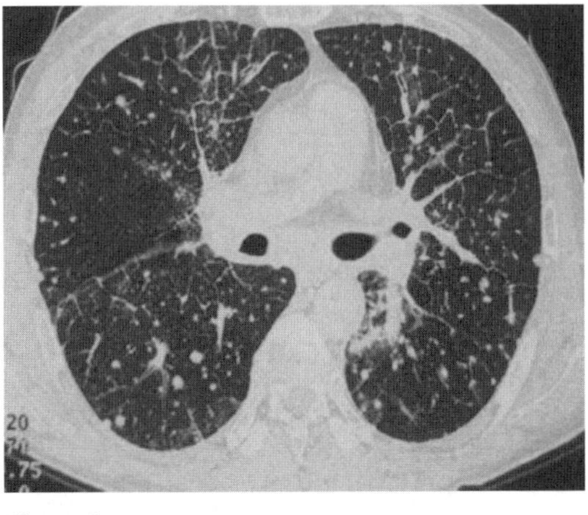

Figure 1

QUESTION N° 4

Comment ferez-vous le diagnostic de certitude de lymphangite néoplasique secondaire au cancer du sein ?

QUESTION N° 5

Quels marqueurs tumoraux peuvent être utiles dans la surveillance des carcinomes mammaires ?

QUESTION N° 6

Quelles sont les toxicités des anthracyclines (adriamycine, épirubicine) habituellement utilisées dans les chimiothérapies des cancers du sein ?

QUESTION N° 7

Une thérapeutique anticancéreuse de deuxième ligne a été réalisée mais, malgré cela, est apparue une progression de sa maladie avec une pleurésie droite aggravant encore plus la dyspnée, qui cloue la patiente au lit. Comment pouvez-vous médicalement aider la patiente à se sentir moins essoufflée ?

QUESTION N° 8

Quelles sont les différentes techniques pour faire en sorte que la pleurésie ne se reproduise plus (en dehors des traitements médicamenteux du cancer) ?

Réponses

QUESTION N° 1 — **20** *points*

Cancer secondaire du poumon (sein)	5
Cancer primitif des bronches (âge, tabagisme)	5
BPCO décompensée à l'occasion d'une infection (tabagisme)	5
Défaillance cardiaque (tabac, chimiothérapie par anthracyclines)	5
Asthme	

QUESTION N° 2 — **20** *points*

Imagerie thoracique:	
• radiographie pulmonaire de face	4
• scanner thoracique: recherche de cancer secondaire ou primitif	4
ECG et exploration cardiaque: insuffisance cardiaque (échocardiographie)	4
Exploration fonctionnelle respiratoire et gaz du sang: BPCO et appréciation du retentissement de la maladie sur la fonction respiratoire	4
Marqueurs tumoraux	4

QUESTION N° 3 — **10** *points*

Aspect de pneumonie infiltrative diffuse:	
• épaississement des septa	2
• micronodules diffus (miliaire)	5
• aspect compatible avec une lymphangite néoplasique	3

QUESTION N° 4 — **10** *points*

Biopsie bronchique sous endoscopie bronchique montrant une infiltration néoplasique des canaux lymphatiques sous-muqueux	10
Macroscopiquement: muqueuse épaissie et pétrifiée	

QUESTION N° 5 — **6** *points*

ACE	3
CA 15-3	3

QUESTION N° 6 — **10** *points*

Toxicité cardiaque (doses cumulatives)	5
Alopécie	3
Toxicité digestive	1
Toxicité hématologique	1
Toxicité veineuse	

QUESTION N° 7 — 16 *points*

Oxygénothérapie	6
Corticoïdes par voie générale	4
Ponction pleurale itérative	4
Morphiniques pour diminuer la sensation dyspnéique	2

QUESTION N° 8 — 8 *points*

Symphyse pleurale par injection intrapleurale de produits irritants (talc) :	4
• soit par injection directe par aiguille ou drain	2
• soit par thoracoscopie sous anesthésie générale	2

RÉFÉRENCE

Collège des enseignants de pneumologie. http://www.cep-pneumo.org

OBJECTIFS PÉDAGOGIQUES

Objectifs principaux :
N° 69 : Soins palliatifs pluridisciplinaires chez un malade en fin de vie. Accompagnement d'un mourant et de son entourage.

N° 157 : Tumeurs du poumon, primitives et secondaires.

Objectifs secondaires :
N° 141 : Traitement des cancers : chirurgie, radiothérapie, chimiothérapie, hormonothérapie. La décision thérapeutique multidisciplinaire et l'information du malade.

N° 193 : Détresse respiratoire aiguë du nourrisson, de l'enfant et de l'adulte. Corps étranger des voies aériennes supérieures.

N° 198 : Dyspnée aiguë et chronique.

N° 308 : Dysphagie.

DIFFICULTÉ

3/3

CAS CLINIQUE N° 36

Une patiente de 21 ans appelle SOS Médecins cette nuit car elle présente une crise d'essoufflement depuis 30 minutes, angoissante. Le début a rapidement été progressif en 5 à 10 minutes, l'ayant réveillée vers 3 heures du matin avec une sensation de blocage respiratoire et des sifflements intrathoraciques importants, avec une toux incessante et une expectoration collante. C'est la première crise de ce type. Elle a présenté quelques jours avant un petit épisode infectieux rhinopharyngé. Elle n'a jamais eu de maladie particulière, a subi les vaccinations habituelles, elle ne fume pas et est étudiante en maîtrise de biologie.

Questions

QUESTION N° 1

Quels éléments d'interrogatoire manquent ? Que peuvent-ils vous apporter ?

QUESTION N° 2

Quelles sont les hypothèses diagnostiques plausibles ?

QUESTION N° 3

À votre arrivée, elle reste légèrement dyspnéique mais elle se sent mieux, l'état respiratoire n'est pas inquiétant. Quel traitement effectuez-vous en urgence ?

QUESTION N° 4

Quel(s) examen(s) programmez-vous ?

QUESTION N° 5

Vous la revoyez 3 semaines après. Elle a refait 3 ou 4 crises nocturnes, cédant rapidement grâce au traitement que vous avez mis en œuvre. Quel principe thérapeutique mettez-vous en place ?

QUESTION N° 6

Vous souhaitez faire un bilan allergologique devant cet asthme du sujet jeune. Quels examens faites-vous ?

QUESTION N° 7

Quelles sont les indications logiques de désensibilisation lors d'une maladie asthmatique ?

QUESTION N° 8

Quels sont les principes d'une désensibilisation spécifique ?

Réponses

QUESTION N° 1 — 12 points

Antécédents familiaux d'asthme ou d'atopie	4
Antécédent personnel d'allergie cutanée, alimentaire ou ORL	4
Les antécédents personnels ou familiaux d'atopie sont fréquents	
Condition d'apparition des troubles	1
Conditions de vie :	
• charge possible en acariens	1
• animaux au domicile, exposition possible à des allergènes	2
L'origine allergique est fréquente à cet âge	

QUESTION N° 2 — 12 points

Maladie asthmatique débutante	5
Bronchite asthmatiforme ou bronchiolite infectieuse	3
Embolie pulmonaire	2
Cause cardiaque	2
Corps étranger peu probable compte tenu du contexte et du terrain	

QUESTION N° 3 — 14 points

Bêta-2-mimétiques inhalés de courte durée d'action, en spray ou en poudre	6
Cure de corticoïdes courte *per os*	6
Correction d'un éventuel facteur déclenchant	2

QUESTION N° 4 — 12 points

Exploration fonctionnelle respiratoire pour déterminer le VEMS	6
Radiographie pulmonaire	6

QUESTION N° 5 — 12 points

Mise en place d'un traitement préventif par corticoïde inhalé en 2 ou 3 prises par jour	7
Bêta-2-mimétiques en secours à la demande	5
Antileucotriènes	
Bêta-2-mimétiques de longue durée d'action	

QUESTION N° 6 — 12 points

Tests cutanés avec les allergènes dépistés par l'interrogatoire orienté	6
Dosage des immunoglobulines spécifiques dirigées contre les allergènes dépistés	6

QUESTION N° 7

16 points

Maladie asthmatique récente :	4
• avec participation allergique certaine et prédominante	4
• limitée à un très faible nombre d'allergènes	4
• chez un sujet jeune	4

QUESTION N° 8

10 points

Administration de doses croissantes d'allergènes spécifiques :	2
• soit par voie sous-cutanée, soit *per os*	2
• soit en continu, soit en présaisonnier	2
• durant une période prolongée	2
• (autour de 5 ans)	
• pour induire une immunotolérance	2

RÉFÉRENCES

Collège des enseignants de pneumologie. http://www.cep-pneumo.org

Global Initiative for Asthma (GINA). **Global strategy for asthma management and prevention, 2010.** http://www.ginasthma.com

Société de pneumologie de langue française (SPLF). **Asthme et allergie.** Conférence d'experts, 2007. http://www.splf.org/document

OBJECTIFS PÉDAGOGIQUES

Objectif principal :
N° 226 : Asthme de l'enfant et de l'adulte.

Objectifs secondaires :
N° 115 : Allergies respiratoires chez l'enfant et chez l'adulte.

N° 198 : Dyspnée aiguë et chronique.

DIFFICULTÉ

1/3

CAS CLINIQUE N° 37

Vous êtes appelé en urgence auprès d'un patient de 68 ans, tabagique connu et ancien, maçon à la retraite. Sa femme dit qu'il présente 3 ou 4 bronchites par an avec une toux et une expectoration permanente à prédominance matinale depuis plus de 4 ans. Depuis 5 jours, il se dit plus oppressé, encombré, avec une petite fièvre et une expectoration purulente. Depuis 24 heures, il est alité du fait de la dyspnée majorée, et depuis quelques heures il prononce des propos très ralentis et peu cohérents. À l'examen, vous retrouvez des œdèmes des membres inférieurs. La TA est de 130/70 mmHg, le pouls est à 120/min. L'auscultation montre une obstruction marquée avec des sibilants et des ronchi bilatéraux. Il suit un traitement vasodilatateur pour une artérite, un traitement calcium-bloquant et des nitrés pour un angor, et de la metformine pour un diabète diagnostiqué il y a un an.

Questions

QUESTION N° 1

Sur quels arguments porte-t-on le diagnostic de bronchite chronique ?

QUESTION N° 2

Quelles hypothèses diagnostiques faites-vous pour cet épisode aigu ?

QUESTION N° 3

Sur quels critères décidez-vous l'hospitalisation ?

QUESTION N° 4

À l'arrivée au service d'urgence, quels examens préconisez-vous en urgence (ordonnez-les et justifiez-les) ?

QUESTION N° 5

Quels sont les principes thérapeutiques que vous mettez en œuvre ?

QUESTION N° 6

À distance de l'épisode aigu, la gazométrie artérielle montre une hypoxémie à 7,1 kPa (53 mmHg) avec normocapnie. Quelles sont les indications de l'oxygénothérapie de longue durée pour les bronchitiques chroniques ? Quels bénéfices peuvent-ils en tirer ?

Réponses

QUESTION N° 1 — 6 points

Toux et expectoration permanente depuis plusieurs années	4
Infections bronchiques à répétition	2

QUESTION N° 2 — 14 points

Décompensation d'une BPCO d'origine infectieuse (infection pulmonaire ou bronchique) : fièvre, encombrement, expectoration purulente	5
Autres causes de décompensation :	
• embolie pulmonaire	3
• défaillance droite	3
• bronchospasme	2
• décompensation diabétique	
• pneumothorax	1

QUESTION N° 3 — 15 points

Terrain :	
• BPCO ancienne	3
• artériopathie	
• cardiopathie, coronaropathie	3
• diabète	3
Gravité du tableau :	
• décompensation cardiaque droite (œdème des MI)	2
• tachycardie	2
• troubles de conscience avec possible hypercapnie	2

QUESTION N° 4 — 22 points

Gaz du sang, pour apprécier la gravité du tableau :	4
apprécier l'importance de l'hypoxémie et de l'hypercapnie	1
Bilan biologique standard, avec :	
• ionogramme sanguin et glycémie (décompensation du diabète)	2
• fonction rénale (défaillance pluriviscérale)	2
• NFP (hémoglobine et polynucléaires)	1
• bilan hépatique, CRP, acide lactique	
Bandelette urinaire	1
ECBC, hémocultures si fièvre	1
ECG :	3
pour apprécier la fonction cardiaque droite et gauche	2
Radiographie thoracique :	3
• pour apprécier :	
- le volume cardiaque	
- le volume des artères pulmonaires	
- l'état du parenchyme	1
• pour rechercher des complications : infection, pathologie pleurale	1

QUESTION N° 5 — 20 *points*

Oxygénothérapie, à adapter suivant la PaO_2 et en surveillant la capnie	4
Antibiotiques à large spectre, type amoxicilline-acide clavulanique, 1 g 3 fois par jour	4
Kinésithérapie de drainage	2
Aérosols	2
Corticothérapie courte à discuter	2
Anticoagulation à dose préventive	2
Diurétique : thiazidique, furosémide	1
Ventilation non invasive si hypercapnie notable et patient coopérant	2
Arrêt metformine ± insulinothérapie	1

QUESTION N° 6 — 22 *points*

Indications de l'oxygénothérapie :	
• hypoxémie inférieure à 55 mmHg :	3
– lors de 2 examens à 15 jours d'intervalle	2
– et avec une prise en charge optimale	2
• ou hypoxémie comprise entre 55 et 60 mmHg dans l'une des situations suivantes :	3
– défaillance droite subintrante	1
– hypoxie nocturne non apnéique	1
– désaturation d'effort	1
– décompensation respiratoire à répétition	1
Bénéfices :	
• amélioration notable :	
– de la durée de vie	3
– de la qualité de vie (autonomie plus longue)	3
• diminution du risque de réhospitalisation	2

RÉFÉRENCES

Collège des enseignants de pneumologie. http://www.cep-pneumo.org

Société de pneumologie de langue française. **Prise en charge de la BPCO.** Recommandations pour la pratique clinique, 2003, mise à jour 2009. http://www.splf.org/documents

OBJECTIFS PÉDAGOGIQUES

N° 198 : Dyspnée aiguë et chronique.

N° 227 : Bronchopneumopathie chronique obstructive.

DIFFICULTÉ

2/3

CAS CLINIQUE N° 38

Une femme de 57 ans vient vous consulter du fait d'une dyspnée progressive depuis 15 jours. Elle a présenté au début une douleur latérothoracique gauche avec irradiation vers l'épaule gauche. Il existe une fébricule à 37,8 °C depuis quelques jours. La toux est variable, déclenchée par les changements de position. La patiente n'a aucun antécédent particulier. Elle est ménopausée depuis 6 ans, et suit un traitement hormonal substitutif depuis. Elle est non fumeuse et est infirmière libérale depuis plus de 20 ans.

Questions

QUESTION N° 1

Sur les données de l'interrogatoire, quelles hypothèses faites-vous ?

QUESTION N° 2

L'examen clinique pulmonaire va vous permettre de confirmer une de vos hypothèses. Quelles vont être les données de l'auscultation et du reste de l'examen thoracique ?

QUESTION N° 3

Devant ce tableau, quels examens de première intention réalisez-vous ?

QUESTION N° 4

La ponction pleurale ramène un liquide citrin clair avec 65 % de lymphocytes, 15 % de polynucléaires non altérés, et 20 % de cellules mésothéliales. Il n'y a pas de cellules malignes. Quels résultats d'examen manquent ?

QUESTION N° 5

Devant cette formule du liquide pleural, quelles hypothèses faites-vous ?

QUESTION N° 6

Quels examens programmez-vous après le résultat de la ponction pleurale (ordonnez-les et justifiez-les) ?

QUESTION N° 7

Si tout est négatif, quel(s) examen(s) préconisez-vous en cas de persistance de la pleurésie, et pourquoi ?

Réponses

QUESTION N° 1	12 *points*
Pleurésie gauche récente d'origine infectieuse (syndrome pleural clinique et infection clinique)	4
Cancer primitif ou secondaire de la plèvre (peu probable : pas de facteur de risque, tableau clinique récent)	4
Pleuropneumopathie	2
Syndrome coronarien aigu	1
Embolie pulmonaire	1

QUESTION N° 2	9 *points*
Silence ou diminution du murmure vésiculaire gauche à l'auscultation thoracique gauche	3
Matité à la percussion	3
Abolition de la transmission du bruit des cordes vocales	3
Ces signes confirment l'hypothèse de pleurésie gauche de la grande cavité	

QUESTION N° 3	16 *points*
Radiographie pulmonaire face et profil, pour :	4
• confirmer le diagnostic de pleurésie	2
• juger son importance	2
• apprécier l'état du parenchyme pulmonaire	2
Bilan biologique standard (NFP, bilan inflammatoire)	
Ponction pleurale pour analyse du liquide	5
ECG	1

QUESTION N° 4	13 *points*
Taux de protéines pour différencier transsudat d'exsudat	5
Recherche de germes en bactériologie standard	4
Recherche de BK, par examen direct et culture	4

QUESTION N° 5	13 *points*
Pleurésie :	
• virale	1
• tuberculeuse	4
Cancer primitif	4
Cancer secondaire	4

QUESTION N° 6 **23 *points***

Bilan biologique :	2
• recherche de syndrome inflammatoire	
• ionogramme sanguin	
• bilan de coagulation pour d'éventuels examens complémentaires	
Scanner thoracique :	4
• appréciation de l'état de la plèvre (feston, plaque pleurale...)	3
• appréciation du parenchyme pulmonaire : infiltrat, tumeur	2
• recherche d'adénopathies médiastinales	2
Scanner abdominal (ou échographie abdominale) : recherche d'une pathologie hépatique, rénale, pancréatique	3
Endoscopie bronchique, à la recherche :	3
• d'une pathologie maligne bronchique	2
• de germes et de BK au LBA	2

QUESTION N° 7 **14 *points***

La persistance de la pleurésie pendant plusieurs semaines est manifestement pathologique et doit faire penser à une pathologie sous-jacente	8
Il est nécessaire de réaliser une biopsie de plèvre :	
• soit à l'aveugle à l'aiguille (peu rentable)	3
• soit au mieux sous contrôle de la vue (thoracoscopie)	3

RÉFÉRENCE

Collège des enseignants de pneumologie. http://www.cep-pneumo.org

OBJECTIFS PÉDAGOGIQUES

Objectif principal :
N° 312 : Épanchement pleural.

Objectifs secondaires :
N° 197 : Douleur thoracique aiguë et chronique.

N° 198 : Dyspnée aiguë et chronique.

DIFFICULTÉ

2/3

CAS CLINIQUE N° 39

Un patient de 71 ans est amené aux urgences par les pompiers du fait d'hémoptysies. Elles ont commencé ce matin, simple filet de sang mélangé à des sécrétions purulentes. Dans les heures qui ont suivi, ces hémoptysies se sont aggravées, revenant à chaque secousse de toux. Suite à un rejet de sang d'environ un demi-verre, son épouse s'est inquiétée et a appelé le 15.

Cet homme est en bon état général habituel. Il a présenté un infarctus myocardique il y a 4 ans, a eu une coronarographie et une pose d'endoprothèse coronaire il y a 3 ans. Il a fumé une vingtaine de cigarettes par jour de l'âge de 20 ans jusqu'à son infarctus. Il avait une petite fièvre et toussait plus que d'habitude depuis 3 à 4 jours. Il n'a pas maigri, aucun voyage à l'étranger récemment, pas de traumatisme ou d'accident récent. Il vit avec sa femme dans une maison individuelle, a 3 enfants en bonne santé et était mécanicien automobile jusqu'à sa retraite à l'âge de 65 ans.

Questions

QUESTION N° 1

Quelles données importantes sont manquantes dans cet interrogatoire ?

QUESTION N° 2

Quelles hypothèses faites-vous en les justifiant ?

QUESTION N° 3

Quels examens réalisez-vous en urgence (ordonnez-les et justifiez-les) ?

QUESTION N° 4

L'état du patient n'est pas inquiétant, mais il est gardé la nuit au service d'urgence. Quel traitement mettez-vous en œuvre ?

QUESTION N° 5

Les hémoptysies ont cessé. Le patient va être transféré en pneumologie pour des examens complémentaires. Expliquez à son épouse les examens qu'il va avoir, les raisons de ces examens et que rechercher.

QUESTION N° 6

Les hémoptysies reviennent après 24 heures d'arrêt, de moyenne abondance. Le sang vient manifestement de la lobaire supérieure gauche. Le traitement médical étant inefficace, que pouvez-vous proposer au patient (justifiez ces actes et expliquez-en les risques) ?

Réponses

QUESTION N° 1	**14** *points*
Le traitement pris:	
• anticoagulant	3
• antiplaquettaire	3
Les signes d'accompagnement de ces hémoptysies:	
• douleur thoracique	3
• dyspnée	3
Les facteurs de risque de maladie thromboembolique	2

QUESTION N° 2	**17** *points*
Cancer ORL ou bronchique:	3
hémoptysies assez abondantes, terrain tabagique, âge	1
Infection pulmonaire:	3
notion d'infection	1
Tuberculose (maladie):	3
notion d'infection	
Origine cardiaque:	3
passé vasculaire, tabagisme	
Séquelle d'infection de l'enfance:	3
bronchectasies (mais pas d'antécédent notable)	

QUESTION N° 3	**18** *points*
NFP: pour apprécier le retentissement de l'hémorragie sur l'hémoglobine	4
Saturation au doigt, gaz du sang: pour apprécier le retentissement de l'hémoptysie sur l'hématose	4
Bilan biologique:	
• avec créatininémie	1
• et bilan de coagulation, à la recherche d'une coagulopathie	1
Radiographie pulmonaire: recherche d'une cause	4
ECG et appréciation de l'état cardiologique	4

QUESTION N° 4	**15** *points*
Modification ou arrêt si possible du traitement anticoagulant ou antiplaquettaire	4
Antibiothérapie probabiliste à large spectre type amoxicilline-acide clavulanique, en l'absence d'allergie	4
Coagulants locaux type Exacyl® ou Dicynone®, Glypressine®	4
Oxygénothérapie	3
Alimentation froide	

QUESTION N° 5 — 23 *points*

Les examens consistent à découvrir la cause des hémoptysies : 3
- TDM thoracique, à la recherche d'une cause : 6
  - séquelles 1
  - infection actuelle 1
  - tumeur 1
  - recherche de la localisation du saignement (présence d'un infiltrat hémoptoïque) 1
- endoscopie bronchique : 6
  - à la recherche de traces de sang 1
  - localisation 1
  - recherche d'une cause macroscopiquement visible 1
  - prélèvement à la recherche de cellules malignes et de germes infectieux 1

QUESTION N° 6 — 13 *points*

En cas de persistance du saignement, si la localisation est suffisamment précisée par le scanner et l'endoscopie bronchique : 2

indication logique d'embolisation artérielle bronchique 3

L'examen consiste à cathétériser l'artériole bronchique qui saigne, naissant d'une artère intercostale, et d'y injecter du matériel permettant l'occlusion de celle-ci 3

Ce qui entraîne l'arrêt du saignement dans la grande majorité des cas

Les risques sont :
- efficacité temporaire uniquement
- hématomes au point de ponction 2
- risque de lésion de l'artère centrale de la moelle qui naît aussi d'une intercostale 3

RÉFÉRENCE

Collège des enseignants de pneumologie. http://www.cep-pneumo.org

OBJECTIFS PÉDAGOGIQUES

Objectif principal :
N° 317 : Hémoptysie.

Objectif secondaire :
N° 135 : Thrombose veineuse profonde et embolie pulmonaire.

DIFFICULTÉ

2/3

CAS CLINIQUE N° 40

Une patiente de 82 ans est amenée par les pompiers au service des urgences de l'hôpital du fait d'une dyspnée aiguë. Il s'agit d'une femme obèse (94 kg pour 165 cm) avec une myocardiopathie hypertensive, traitée par sartans et diurétiques thiazidiques, et une hypercholestérolémie traitée médicalement. Elle souffre d'arthrose des hanches et des genoux pour laquelle elle est sous Durogésic® (fentanyl : 50 µg/72 h), paracétamol et anti-inflammatoires non stéroïdiens. Les orthopédistes n'ont pas voulu l'opérer compte tenu du surpoids et du risque. Elle marche difficilement avec son cadre. Elle vit dans une résidence médicalisée depuis 4 ans, date du décès de son mari qui s'occupait d'elle. L'infirmière de la résidence que vous avez eue au téléphone raconte qu'elle est moins bien depuis 72 heures, avec plus de difficultés à se mobiliser. Elle n'a pas eu de fièvre, a bien pris ses médicaments, qui sont préparés par les infirmières. Aucun problème récent ne semble avoir eu lieu et c'est la première fois qu'elle présente ce trouble.

À l'interrogatoire, la patiente est lucide, orientée mais gênée pour respirer (mais *« cela va mieux »* depuis qu'elle a été mise sous oxygène par les pompiers). L'auscultation pulmonaire révèle des ronchi diffus, des sibilants et quelques crépitants *(« J'ai toujours fait du bruit, m'ont dit mes docteurs, depuis ma tuberculose gauche et mon point de congestion à droite, il y a plus de 50 ans »)*, l'auscultation cardiaque est difficile du fait de l'obésité, le pouls est à 100, il n'y a pas d'œdème des membres inférieurs.

Questions

QUESTION N° 1

Quels éléments d'interrogatoire et d'examens cliniques manquent ?

QUESTION N° 2

Quelles hypothèses sont plausibles ?

QUESTION N° 3

Quels examens réalisez-vous en urgence (classez-les et justifiez-les) ?

QUESTION N° 4

Il existe une hypercapnie marquée à 9,4 kPa (72 mmHg) et un pH à 7,23. Quels en sont les mécanismes physiopathologiques possibles ?

QUESTION N° 5

Quelles sont les thérapeutiques que vous pouvez mettre en œuvre en sachant que ses filles, présentes, ont clairement exprimé leur refus de mutation en service de réanimation ?

QUESTION N° 6

Quels sont les stades NYHA dans l'échelle de la dyspnée ?

Réponses

QUESTION N° 1 — 13 *points*

Douleur du mollet (phlébite)	2
Douleur thoracique	2
Bronchite chronique (toux, expectoration)	2
Tabagisme	2
Exposition professionnelle	2
Orthopnée	2
Œdème des membres inférieurs	1

QUESTION N° 2 — 16 *points*

Insuffisance respiratoire chronique certaine :	5
• obstructive et/ou restrictive (obésité, séquelles infectieuses)	5
• décompensée par une complication :	2
– infection	2
– embolie pulmonaire	2
– défaillance cardiaque	

QUESTION N° 3 — 14 *points*

Radiographie pulmonaire normale, à la recherche d'une complication	4
Gaz du sang (PaO_2 et $PaCO_2$)	4
Biologie :	
• NFP	2
• créatininémie	2
• glycémie, sodium, répercussion de la pathologie cardiaque et respiratoire	
• D-dimères (embolie pulmonaire)	
• bilan infectieux	
Angioscanner si doute pour une embolie pulmonaire	2

QUESTION N° 4 — 25 *points*

Acidose respiratoire décompensée liée à l'hypercapnie	7
Hypercapnie liée à :	
• l'insuffisance respiratoire chronique obstructive ou restrictive	5
• l'obésité	5
• un SAS possible	
• l'encombrement	2
• une infection pulmonaire	2
• un surdosage en fentanyl	2
• la prise de diurétique	2

QUESTION N° 5 — 20 *points*

Oxygénothérapie à débit optimal pour assurer une meilleure oxygénation sans hypercapnie menaçante	6
Arrêt du fentanyl et relais par d'autres antalgiques	2
Ventilation non invasive par BiPap	3
Désencombrement (kinésithérapie, aérosols)	3
Antibiotiques	2
Corticoïdes par voie générale	2
Anticoagulation préventive (ou curative si embolie pulmonaire)	2

QUESTION N° 6 — 12 *points*

Stades NYHA de l'insuffisance cardiaque congestive:

• stade I: sujets ne souffrant d'aucune limitation de l'activité physique	3
• stade II: patients ayant une légère diminution de l'activité physique. Ils ne sont pas gênés au repos et après un effort physique modéré	3
• stade III: patients dont l'activité physique est considérablement diminuée. Ils ne sont pas gênés au repos mais les signes fonctionnels apparaissent même au cours des efforts les plus minimes de l'activité ordinaire	3
• stade IV: malades incapables d'avoir la moindre activité physique sans être gênés	3

RÉFÉRENCES

Collège des enseignants de pneumologie. http://www.cep-pneumo.org

Société de pneumologie de langue française. **Prise en charge de la BPCO.** Recommandations pour la pratique clinique, 2003, mise à jour 2009. http://www.splf.org/documents

OBJECTIFS PÉDAGOGIQUES

Objectifs principaux:
N° 198: Dyspnée aiguë et chronique.

N° 254: Insuffisance respiratoire chronique.

Objectif secondaire:
N° 219: Troubles de l'équilibre acido-basique et désordres hydroélectrolytiques.

DIFFICULTÉ

3/3

CAS CLINIQUE N° 41

Une femme de 54 ans, d'origine espagnole, sans activité professionnelle, présente une gêne respiratoire permanente, avec dyspnée d'effort la gênant dans la vie courante depuis 4 à 6 mois. La patiente tousse régulièrement, surtout la nuit, a l'impression de siffler certaines nuits en respirant, et présente quelques aggravations de ces troubles par moments. Elle dit avoir de la tension artérielle depuis la ménopause, prend des anxiolytiques et des gouttes pour les yeux. Elle dit qu'aucun membre de sa famille n'a eu des troubles pareils, qu'elle n'a jamais fumé ni bu d'alcool. Elle n'a pas de passé de bronchite chronique et n'a jamais eu d'infection pulmonaire ou pleurale dans l'enfance ou l'adolescence.

Questions

QUESTION N° 1

Sur quels éléments de l'interrogatoire évoquez-vous un asthme à dyspnée continue ?

QUESTION N° 2

Comment ferez-vous le diagnostic d'asthme ?

QUESTION N° 3

Justifiez vos examens complémentaires.

QUESTION N° 4

Quelles précisions manquent dans les données de l'interrogatoire ?

QUESTION N° 5

Sa taille est de 163 cm, son poids de 74 kg. Les données de l'EFR sont les suivantes : CV = 2,80 L (normale = 3,49), VEMS = 1,90 L (normale = 2,94), CPT = 4,90 L (normale = 4,85), VR = 2,10 L (normale = 1,36). Interprétez les données de l'EFR.

QUESTION N° 6

Trois semaines après, malgré le traitement médical optimal, le contrôle fonctionnel ne montre pas d'amélioration. La patiente présente à peu près les mêmes troubles et plaintes. Quelles sont les causes possibles de cet échec ? Comment y remédier ?

QUESTION N° 7

Six mois plus tard, à l'occasion d'une bronchite infectieuse, la patiente est très dyspnéique malgré la prise de bronchodilatateur. Son état n'est pas inquiétant et ne rend pas indispensable son hospitalisation. Rédigez l'ordonnance.

Réponses

QUESTION N° 1 — **13** *points*

Aucun antécédent de bronchite chronique	3
Pas de tabagisme	
Pas d'antécédent pulmonaire	2
Accentuation de la dyspnée par période	3
Sibilants	2
Gêne permanente	
Période de ménopause	3

QUESTION N° 2 — **12** *points*

Spirométrie (EFR) : trouble ventilatoire obstructif réversible (TVO)	6
Efficacité du traitement antiasthmatique (bêta-2-mimétique, corticothérapie)	6

QUESTION N° 3 — **15** *points*

Radio pulmonaire	5
ECG, à la recherche d'autres pathologies	5
Spirométrie, pour recherche de TVO	5

QUESTION N° 4 — **12** *points*

Médicaments : bêtabloquants pour HTA et/ou collyre	4
Conditions de vie : moquette, animaux, plumes…	4
Antécédents atopiques personnels et/ou familiaux	2
Signes de reflux gastro-œsophagien	1
Intolérance à l'aspirine	1

QUESTION N° 5 — **15** *points*

CPT normale	4
Pas de syndrome restrictif	
VR augmenté	3
VEMS abaissé	4
Il s'agit d'un trouble ventilatoire obstructif	4

QUESTION N° 6 — **19** *points*

Les deux principales causes sont :

• la mauvaise compréhension du traitement (prise du traitement préventif en curatif et l'inverse)	5
• la mauvaise utilisation des dispositifs sprays ou poudres	4

Il faut réexpliquer les objectifs du traitement, réexpliquer le code couleur, vérifier la prise des sprays, des poudres, changer de dispositif 4

Si tout est bien compris et le traitement bien pris, il faut intensifier le traitement : bêta-2-ALD, bêta-2-ALD-corticoïde inhalé, bêta-2-ALD-corticoïde inhalé + bêta-2 LP 4

Il peut également s'agir de la persistance des causes favorisantes (infection chronique, allergie...) 2

QUESTION N° 7 **14** *points*

Corticothérapie immédiate : 1 mg/kg/j pendant 3 à 5 jours, avec corticothérapie dégressive sur 5 à 8 jours 6

Augmentation du traitement inhalé bêta-2 LP et corticoïde 3

Antibiothérapie à large spectre type amoxicilline-acide clavulanique, car déclenchement infectieux probable (si pas d'allergie aux pénicillines, sinon macrolides) 5

RÉFÉRENCES

Collège des enseignants de pneumologie. http://www.cep-pneumo.org

Global Initiative for Asthma (GINA). **Global strategy for asthma management and prevention, 2010.** http://www.ginasthma.com

Société de pneumologie de langue française (SPLF). **Asthme et allergie.** Conférence d'experts, 2007. http://www.splf.org/document

OBJECTIFS PÉDAGOGIQUES

Objectif principal :
N° 226 : Asthme de l'enfant et de l'adulte.

Objectifs secondaires :
N° 1 : La relation médecin-malade. L'annonce d'une maladie grave. La formation du patient atteint de maladie chronique. La personnalisation de la prise en charge médicale.

N° 198 : Dyspnée aiguë et chronique.

DIFFICULTÉ

2/3

CAS CLINIQUE N° 42

Une patiente de 49 ans se plaint depuis 3 mois de douleurs thoraciques gauches avec dyspnée progressive. Les douleurs ont un fond continu avec des exacerbations très intenses à type de brûlures et de décharges électriques pendant quelques secondes. Cette femme est non fumeuse. Elle a comme principal antécédent un cancer du côlon 6 ans auparavant, traité par colectomie droite et chimiothérapie adjuvante (6 mois de LV5-FU2 : 5-fluoro-uracile et léderfoline). La dernière radiographie pulmonaire réalisée il y a 14 mois environ était normale et la dernière coloscopie de surveillance réalisée il y a 4 mois n'a retrouvé aucune anomalie. Elle est veuve et vit avec 2 enfants de 21 ans et 12 ans.

Elle a maigri de 4 kg depuis qu'elle souffre, n'a pas de fièvre. L'auscultation cardiaque est normale, l'auscultation pulmonaire révèle une abolition du murmure vésiculaire de la base gauche. Il n'y a pas d'adénopathie sus-claviculaire, foie et rate sont non perçus, il n'y a pas d'anomalie à la palpation des deux seins. La dernière mammographie date de 3 mois et était normale.

La radiographie pulmonaire est représentée *figure 1*.

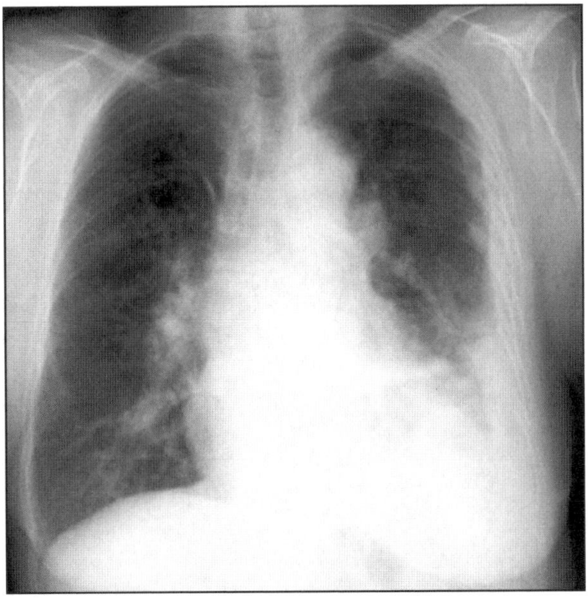

Figure 1

Questions

QUESTION N° 1

Quelles sont vos hypothèses diagnostiques devant ce tableau radioclinique ?

QUESTION N° 2

Quels examens paracliniques envisagez-vous (justifiez) ?

QUESTION N° 3

L'analyse du liquide pleural montre des cellules malignes sans qu'il soit possible d'être plus précis. Quelle investigation envisagez-vous ?

QUESTION N° 4

Le diagnostic est celui d'un mésothéliome pleural malin. Quelles informations manquent à l'interrogatoire ? Sur le plan administratif, quelle démarche conseillez-vous pour aider la patiente et sa famille ?

QUESTION N° 5

Le traitement de ce cancer est purement palliatif, à base de chimiothérapie et d'irradiation des points de ponction et de drainage. La principale complication est la douleur. Quels sont les principes du traitement de la douleur chez cette patiente ? Citez les 3 paliers des antalgiques suivant la classification de l'OMS.

QUESTION N° 6

Au cours de l'évolution, apparaît une dysphagie progressive de plus en plus intense et une dysphonie. Comment pouvez-vous expliquer ces troubles ? Que pouvez-vous faire pour améliorer l'état de la patiente ?

Réponses

QUESTION N° 1 — **14** *points*

Épanchement pleural gauche avec festonnement de la plèvre gauche	2
Cancer primitif de la plèvre (mésothéliome)	6
Cancer secondaire du côlon ou cancer du voisinage (poumon)	6

QUESTION N° 2 — **22** *points*

Ponction pleurale, avec :	4
• analyse cytochimique (protéines, populations cellulaires représentées)	
• analyse cytologique (à la recherche de cellules malignes)	3
• analyse bactériologique standard et recherche de BK	3
Imagerie thoracique, scanner thoracique	5
Bilan biologique standard :	
• créatinine pour le scanner	
• ACE (antécédent de cancer du côlon)	2
• bilan de coagulation	
• NFP	
Fibroscopie bronchique	5

QUESTION N° 3 — **14** *points*

Biopsie de plèvre :	6
• soit à l'aveugle	
• soit sous scanner (ou échographie)	3
• soit sous contrôle de la vue (thoracoscopie)	5

QUESTION N° 4 — **12** *points*

Information manquante à l'interrogatoire : recherche d'une exposition à l'amiante professionnelle ou domestique	4
Démarches à suivre :	
• déclaration en maladie professionnelle (tableau n° 30) si exposition	4
• déclaration au FIVA (fonds d'indemnisation des victimes de l'amiante) : indemnisation financière sous forme de capital et de rente suivant le taux d'indemnisation retenu	4

QUESTION N° 5 — **25** *points*

Traitement de la douleur :	
• précoce	2
• préventif	2
• adapté	2
• régulièrement réévalué	2
Nécessité d'un traitement antalgique pour le fond douloureux, suivant les paliers de l'OMS	4
Traitement des accès douloureux de type neuropathique par des antiépileptiques ou des antidépresseurs	4

Les 3 paliers de l'OMS sont :

- paracétamol 3
- paracétamol, codéine ou tramadol 3
- morphiniques et dérivés, et apparentés 3

QUESTION N° 6 — *12 points*

Atteinte de la plèvre médiastinale avec compression œsophagienne de type extrinsèque 4

Diagnostic par scanner thoracique, transit œsophagien, gastroscopie 3

Dilatation œsophagienne 2

Prothèse œsophagienne 3

RÉFÉRENCES

Référentiel régional Rhône-Alpes-Auvergne, 2011. **Mésothéliome.** http://espacecancer.sante-ra.fr

Société de pneumologie de langue française. **Conférence de consensus sur le mésothéliome (conférence d'experts).** Rev Mal Respir 2006 ; 23 (3 Suppl) : 6S80-6S92.

OBJECTIFS PÉDAGOGIQUES

Objectif principal :
N° 312 : Épanchement pleural.

Objectifs secondaires :
N° 65 : Bases neurophysiologiques et évaluation d'une douleur aiguë et d'une douleur chronique.

N° 66 : Thérapeutiques antalgiques, médicamenteuses et non médicamenteuses.

N° 69 : Soins palliatifs pluridisciplinaires chez un malade en fin de vie. Accompagnement d'un mourant et de son entourage.

N° 140 : Diagnostic des cancers : signes d'appel et investigations paracliniques ; stadification ; pronostic.

N° 308 : Dysphagie.

DIFFICULTÉ

3/3

CAS CLINIQUE N° 43

Une patiente âgée de 65 ans est connue du service de pneumologie pour un cancer bronchique non à petites cellules (adénocarcinome), opéré 6 ans auparavant par une lobectomie, classé T2 N2, stade IIIA (tumeur de plus de 3 cm du lobe supérieur droit avec adénopathie médiastinale homolatérale envahie avec une résection complète chirurgicale). Dans les suites opératoires, la patiente a eu 4 cycles de chimiothérapie adjuvante à base de cisplatine. Elle est depuis suivie par des scanners réguliers, le dernier date de 6 mois et était normal. Outre ses antécédents de cancer, la patiente présente une bronchopathie chronique obstructive, une hypertension artérielle traitée. Elle est mariée, son mari est en bonne santé et elle a deux enfants de 41 et 37 ans.

Depuis 1 mois, la patiente se plaint d'être plus fatiguée, elle a maigri de 4 kg et présente une modification de la voie qui est devenue bitonale, ainsi qu'une toux et une dyspnée aggravée. La radiographie pulmonaire montre une opacité tumorale parahilaire gauche de 6 cm sur 4 cm.

Questions

QUESTION N° 1

Quels éléments manquent à l'interrogatoire ? Que recherchez-vous particulièrement à l'examen clinique ?

QUESTION N° 2

La patiente a présenté il y a 6 ans un cancer bronchique non à petites cellules avec une extension ganglionnaire médiastinale. Quels sont les moyens actuels pour évaluer l'extension ganglionnaire médiastinale ? Pourquoi est-ce important de connaître le statut ganglionnaire ?

QUESTION N° 3

Comment expliquez-vous les troubles de la voix ?

QUESTION N° 4

Le scanner thoracique montre une opacité tumorale parahilaire et sous-aortique gauche, envahissant le médiastin, avec des adénomégalies médiastinales bilatérales. Le bilan biologique est le suivant : globules blancs = 13,5 giga/L, dont 81 % de polynucléaires neutrophiles (normale = 4,0-10,0), hémoglobine = 13 g/dL (normale = 12,5-15), plaquettes = 310 giga/L (normale = 150-350), Na = 123 mmol/L (normale = 135-145), K = 4,1 mmol/L (normale = 3,5-4,5), calcium = 2,2 mmol/L (normale = 2,0-2,5), créatinine = 138 μmol/L (normale < 110). Commentez les anomalies biologiques. De cette histoire clinique et de ces données d'imagerie et de biologie, quelle hypothèse évoquez-vous ? Comment corriger les troubles ioniques ?

QUESTION N° 5

Quels examens complémentaires préthérapeutiques préconisez-vous (justifiez) ?

QUESTION N° 6

Les examens montrent qu'il s'agit d'un cancer bronchique à petites cellules, et donc manifestement d'un second cancer. Comment expliquer ce fait ?

QUESTION N° 7

Quels sont les moyens pour diminuer la mortalité par cancer bronchique dans les décennies qui viennent ?

Réponses

QUESTION N° 1 — 13 *points*

Éléments manquant à l'interrogatoire :
- quantification du tabagisme (ancienneté et quantité) ? 2
- poursuite du tabagisme depuis son premier cancer ? 2
- expositions toxiques professionnelles ? 2
- antécédents familiaux de cancer ? 1

Éléments recherchés à l'examen clinique :
- adénopathie périphérique 3
- syndrome paranéoplasique 1
- signe de pleurésie
- douleurs osseuses électives 1
- syndrome cave supérieur 1
- troubles neurologiques

QUESTION N° 2 — 17 *points*

Scanner thoracique (adénomégalies) 3

TEP-scan 3

Médiastinoscopie (explore la partie antérieure et droite de la trachée) 3

Curage ganglionnaire médiastinal chirurgical 3

Ponction transbronchique échoguidée sous endoscopie 2

L'envahissement ganglionnaire est un facteur pronostique important en cancérologie pulmonaire et intervient dans les décisions des traitements complémentaires des cancers bronchiques après chirurgie 3

QUESTION N° 3 — 6 *points*

Il s'agit d'une paralysie récurrentielle gauche, ... 3

par compression du nerf récurrent par la tumeur ou les adénopathies médiastinales gauches 3

QUESTION N° 4 — 24 *points*

Hyponatrémie (syndrome paranéoplasique ?) 3

Insuffisance rénale (toxicité de la chimiothérapie et notamment du cisplatine ?) 3

Élévation du nombre de globules blancs (syndrome inflammatoire/infectieux). 3

Le tableau clinique, avec une opacité tumorale de croissance rapide et une hyponatrémie, évoque un cancer bronchique à petites cellules 5

Syndrome de Schwartz-Bartter (SIADH) 5

La correction de l'hyponatrémie est importante car elle peut entraîner des troubles graves : restriction hydrique, traitement de la cause, déméclocycline ... 5

QUESTION N° 5 **14 *points***

Endoscopie bronchique avec biopsies et cytologies 4

Bilan régional tumoral (scanner thoracique fait)

Recherche de métastases :
- exploration abdominale (scanner ou échographie) 2
- exploration cérébrale (IRM ou TDM) 2
- exploration osseuse (scintigraphie osseuse ou TEP-scan) 2

Bilan général de l'organisme : 2
- EFR
- bilan cardiologique
- bilan biologique hépatique, NFP
- afin de juger des comorbidités et des séquelles du premier traitement 2

QUESTION N° 6 **13 *points***

La différence de côté, la durée entre les deux cancers, et l'histologie différente plaident pour un second cancer

Les facteurs de risque sont identiques 5

Les patients guéris d'un premier cancer sont plus à risque de second cancer 5

Le sur-risque de cancer bronchique persiste même après l'arrêt de l'exposition au carcinogène (tabac, amiante...) 3

QUESTION N° 7 **13 *points***

La diminution du tabagisme actif et passif est la méthode la plus efficace à moyen et long terme 5

Le diagnostic précoce des cancers bronchiques dans les populations à risque (examens au moindre symptôme) 5

Amélioration des méthodes thérapeutiques actuelles (chimiothérapie, chirurgie, anesthésie, radiothérapie, traitements symptomatiques) 3

RÉFÉRENCES

Collège des enseignants de pneumologie. http://www.cep-pneumo.org

Institut national du cancer. **Référentiel de prise en charge des cancers bronchiques non à petites cellules avancés.** Recommandations, septembre 2010. http://www.e-cancer.fr/soins/recommandations

Référentiel régional Rhône-Alpes-Auvergne, 2011. **Cancer bronchique à petites cellules.** http://espacecancer.sante-ra.fr

Référentiel régional Rhône-Alpes-Auvergne, 2011. **Cancer bronchique non à petites cellules.** http://espacecancer.sante-ra.fr

OBJECTIFS PÉDAGOGIQUES

Objectif principal :
N° 157 : Tumeurs des poumons, primitives et secondaires.

Objectifs secondaires :
N° 138 : Cancer : épidémiologie, cancérogenèse, développement tumoral, classification.

N° 139 : Facteurs de risque, prévention et dépistage des cancers.

N° 140 : Diagnostic des cancers : signes d'appel et investigations paracliniques ; stadification ; pronostic.

DIFFICULTÉ

3/3

CAS CLINIQUE N° 44

Madame B., 38 ans, vous consulte pour l'apparition d'une douleur basithoracique droite d'apparition brutale, en coup de poignard et augmentant lors de l'inspiration profonde. Elle présente un état subfébrile à 38-38,5 °C. Il s'y associe une dyspnée aiguë.

Ses antécédents sont les suivants :
- non fumeuse ;
- G2 P2 ;
- chirurgie d'une hernie discale lombaire L5-S1 il y a un mois.

Traitement actuel : contraception œstroprogestative.

La radio du thorax montre une atélectasie en bande au niveau de la base droite, une élévation de la coupole diaphragmatique droite et un émoussement du cul-de-sac pleural droit.

Questions

QUESTION N° 1

Quel diagnostic évoquer ? Sur quels arguments ? Est-ce qu'une radiographie du thorax normale éliminerait votre diagnostic ? Comment complétez-vous l'interrogatoire ? Que recherchez-vous à l'examen clinique ?

QUESTION N° 2

Comment confirmez-vous le diagnostic ? Argumentez l'intérêt et la place de chacun des examens paracliniques ?

QUESTION N° 3

Votre diagnostic est confirmé. Quel traitement instaurez-vous ? Pour quelle durée ? Avec quelle surveillance ?

QUESTION N° 4

Cinq jours après instauration du traitement parentéral, la NFS met en évidence une thrombopénie à 90 giga/L. Quel est votre diagnostic ? La patiente est inquiète. Êtes-vous en mesure de la rassurer ? Quelle est votre attitude thérapeutique ? Comment confirmez-vous le diagnostic de la thrombopénie ?

QUESTION N° 5

Citez les facteurs de risque constitutionnels et acquis les plus fréquemment retrouvés dans cette pathologie ?

Réponses

QUESTION N° 1 — 28 *points*

Embolie pulmonaire, devant : 6
- notion de chirurgie récente 2
- œstroprogestatif (facteur de risque) 2
- douleur brutale 1
- dyspnée aiguë 1
- radiographie : épanchement pleural droit et élévation de la coupole diaphragmatique droite 2

Non, une radiographie normale n'élimine pas le diagnostic (radio au lit, de qualité médiocre, pas d'infarctus) 2

Interrogatoire :
- douleur à une jambe 2
- hémoptysies, crachats noirs 2
- antécédent personnel de maladie thromboembolique (grossesse, accouchement) 1
- antécédent familial de maladie thromboembolique 1

À l'examen clinique, recherche :
- de signes de phlébite périphérique : œdème, chaleur d'un mollet 2
- de signes de cœur pulmonaire aigu : œdème des membres inférieurs, reflux hépatojugulaire 2
- de signes de mauvaise tolérance respiratoire : cyanose, agitation, polypnée, hypotension artérielle) 2

QUESTION N° 2 — 26 *points*

Biologie :
- D-dimères : négatifs, éliminent le diagnostic, positifs ne l'affirment pas 3
- biologie standard (ionogramme sanguin, NFP, bilan hépatique, bilan de coagulation) : recherche de pathologie associée, défaillance pluriviscérale, coagulopathie 2

ECG : à la recherche de signes de cœur droit 2

Échocardiographie : peut confirmer le diagnostic d'embolie pulmonaire si signe de cœur pulmonaire aigu 4

Gaz du sang : hypoxémie, hypocapnie ou normocapnie 4

Imagerie :
- angioscanner : objective un embole dans une ou plusieurs branches des artères pulmonaires 7
- scintigraphie pulmonaire : peu rentable car radio anormale. À ne faire que si patiente enceinte ou si intolérance/contre-indication à l'iode 2
- autre : écho-Doppler des membres inférieurs si signes de phlébite périphérique 2

QUESTION N° 3 — 16 *points*

Traitement anticoagulant par héparine puis antivitamines K 4

Durée de 3 à 6 mois 2

On débute par de l'héparine non fractionnée ou par des héparines de bas poids moléculaire 4

Éducation aux AVK (livret, CI aspirine, surveillance...)	2
Surveillance :	
• héparine : TCA, activité anti-Xa (HBPM), numération des plaquettes 2 fois par semaine	2
• INR pour les antivitamines K	2

QUESTION N° 4

12 *points*

Diagnostic : thrombopénie induite à l'héparine	4
On peut rassurer la patiente : il est possible de remplacer ce produit et il n'y a pas de risque de récidive avec les antivitamines K	2
Attitude thérapeutique : arrêt de l'héparine et mise en place soit de l'hirudine, soit de l'Orgaran®	4
Confirmation du diagnostic : anticorps anti-PF4 et test d'agrégation plaquettaire	2

QUESTION N° 5

18 *points*

Facteurs de risques constitutionnels (anomalies de la coagulation) :	4
• déficit en protéine C	1
• déficit en protéine S	1
• déficit en antithrombine III	1
• syndrome des antiphospholipides	1
Facteurs de risque acquis :	6
• tumeur maligne, cancer	1
• médicament : œstroprogestatif	1
• tabac	
• chirurgie	1
• immobilisation de la personne ou d'un segment de membre	1

RÉFÉRENCES

Agnelli C, Becalli C. **Acute pulmonary embolism.** N Engl J Med 2010 ; 363 : 266-74.

Collège des enseignants de pneumologie. http://www.cep-pneumo.org

OBJECTIFS PÉDAGOGIQUES

Objectif principal :
N° 135 : Thrombose veineuse profonde et embolie pulmonaire.

Objectifs secondaires :
N° 175 : Prescription et surveillance d'un traitement antithrombotique.

N° 197 : Douleur thoracique aiguë et chronique.

N° 198 : Dyspnée aiguë et chronique.

DIFFICULTÉ

2/3

CAS CLINIQUE N° 45

Mademoiselle O., originaire du Congo, née le 25 avril 1972, est vue en consultation systématique en tant que migrante arrivant sur le territoire français.

Antécédents et histoire de la maladie :

- asthme depuis l'enfance traité par Ventoline® (salbutamol) à la demande. Depuis plusieurs semaines, dyspnée sifflante diurne affectant l'activité (plus d'une fois par semaine) et réveils nocturnes (moins d'une fois par semaine) ;
- il y a 6 mois, arthralgies des chevilles associées à des « boules » (dires de la patiente) à la face antérieure des deux jambes. Disparition spontanée de ces manifestations ;
- radio du thorax systématique lors de son arrivée en France : adénomégalies médiastinales avec syndrome interstitiel bilatéral ;
- confirmation des anomalies radiologiques par le scanner thoracique : nombreuses adénomégalies médiastinales, hilaires, bilatérales non compressives et opacités micronodulaires bilatérales (syndrome interstitiel en ailes de papillon).

Questions

QUESTION N° 1

Décrivez la sévérité de l'asthme de la patiente. Décrivez le contrôle de son asthme. Présente-t-elle des critères d'asthme aigu grave ? Comment interprétez-vous son EFR (taille = 170 cm, poids = 80 kg) ? Quel traitement proposer pour son asthme ?

	CPT (L)	VR (L)	CV (L)	VEMS (L)	D75 (L/min)	D50 (L/min)	D25 (L/min)	DCO	DCO/VA
Mesuré	4,0	0,85	3,15	2,12	3,2	2,3	1,0	26,5	5,8
Théorique	4,90	1,4	3,5	2,96	5,3	3,6	2,4	24,9	5,39

QUESTION N° 2

D'après les descriptions de la radio pulmonaire et du scanner, quel diagnostic suspectez-vous ? Sur quels arguments ? Quel est le stade de la maladie ?

QUESTION N° 3

Que vous évoque l'atteinte des membres inférieurs décrite par la patiente ?

QUESTION N° 4

Quels examens demandez-vous pour confirmer votre diagnostic ?

QUESTION N° 5

À l'issue de votre bilan, il n'existe aucune atteinte extrathoracique de la pathologie. Quel traitement proposez-vous ? Selon quelle surveillance ?

QUESTION N° 6

La patiente est inquiète de votre diagnostic. Que lui dites-vous concernant le pronostic et l'évolution ?

Réponses

QUESTION N° 1 — 18 points

Asthme persistant léger	4
Contrôle insuffisant (réveils nocturnes fréquents, interférence avec l'activité journalière)	2
Absence de critères d'asthme aigu grave : pas de crise à répétition, pas de crise prolongée	2
EFR :	
• CPT et CV normales (surcharge pondérale)	
• VEMS abaissé	2
• abaissement des débits des petites bronches	2
• trouble ventilatoire obstructif (TVO)	2
• diffusion normale	
Mise en place d'un traitement préventif continu : corticothérapie inhalée avec prise régulière 2 fois par jour associée aux bêtamimétiques de longue durée d'action	2
Traitement des facteurs favorisants (atopie, RGO...)	2

QUESTION N° 2 — 20 points

Sarcoïdose (sarcoïdose médiastinopulmonaire), car :	8
• adénopathies hilaires et médiastinales bilatérales non compressives, atteinte du parenchyme pulmonaire	3
• pas de signes fonctionnels thoraciques en dehors de l'asthme	3
• atteinte cutanée + arthralgies évoquant un syndrome de Löfgren	3
Stade II (atteinte pulmonaire et ganglionnaire)	3

QUESTION N° 3 — 5 points

Un érythème noueux	5

QUESTION N° 4 — 35 points

Biologie :	
• pas de syndrome inflammatoire	2
• ECA élevé	2
• hypergammaglobulinémie polyclonale	1
• hypercalcémie possible	1
• lymphopénie modérée à CD4	1
Endoscopie bronchique :	5
• lymphocytose à CD4 au LBA	3
• ECA élevé au LBA	2
• biopsie bronchique ou transbronchique montrant des granulomes épithélioïdes et gigantocellulaires, sans nécrose caséeuse	8
Biopsies :	
• biopsie d'adénopathie sous médiastinoscopie	5
• biopsie du parenchyme pulmonaire sous thoracoscopie	5

QUESTION N° 5 **10 points**

Pas de traitement du fait de la normalité de la diffusion et de l'absence de signes cliniques 4

Surveillance :
- clinique (disparition EN, absence de complication cardiaque, neurologique, oculaire) 2
- paraclinique :
  - imagerie (radiographie pulmonaire ± scanner) 2
  - EFR 2

QUESTION N° 6 **12 points**

Évolution favorable : 4
- parfois sans traitement 2
- stable parfois 2
- évolution possible avec altération de la fonction respiratoire nécessitant alors une corticothérapie 2

Risque de rechute dans les années ou mois suivants d'où une nécessité de surveillance 2

RÉFÉRENCES

Collège des enseignants de pneumologie. http://www.cep-pneumo.org

OBJECTIFS PÉDAGOGIQUES

Objectifs principaux :
N° 124 : Sarcoïdose.

N° 226 : Asthme de l'enfant et de l'adulte.

Objectifs secondaires :
N° 198 : Dyspnée aiguë et chronique.

N° 324 : Opacités et masses intrathoraciques.

DIFFICULTÉ

3/3

CAS CLINIQUE N° 46

L'époux de Mme V., 66 ans, appelle SOS Médecins à son domicile car, depuis 72 h, sa femme est abattue, parfois somnolente, fébrile à 40 °C. Il s'y associe une toux productive avec expectorations purulentes, dyspnée et douleur basithoracique gauche.

Ses antécédents sont les suivants :
- tabagisme à 5 paquets-année, sevré ;
- polyarthrite rhumatoïde traitée par corticothérapie à faibles doses depuis 10 mois ;
- diabète non insulinotraité ;
- hypertension artérielle traitée.

Questions

QUESTION N° 1

Décrivez votre examen clinique à visée pulmonaire ? Que cherchez-vous à en retirer ?

QUESTION N° 2

Quels critères de gravité clinique recherchez-vous ? Quelles sont les situations particulières qui entraînent une hospitalisation d'emblée ? Quelles sont les comorbidités à prendre en compte chez Mme V. ?

QUESTION N° 3

Quel diagnostic suspectez-vous ? Comment le confirmer ?

QUESTION N° 4

Pouvez-vous traiter cette patiente en ambulatoire ? Justifiez.

QUESTION N° 5

Finalement, la radiographie thoracique réalisée trouve une condensation alvéolaire systématisée lobaire inférieure gauche et un épanchement pleural gauche d'abondance modérée. Quel est donc votre diagnostic ?

QUESTION N° 6

Quels examens paracliniques réalisez-vous ? Que recherchez-vous ?

QUESTION N° 7

Quel micro-organisme suspectez-vous en premier lieu (en tenant compte de la présentation clinique et de l'épidémiologie) ? Quels autres germes peuvent induire cette pathologie et sur quels terrains préférentiels surviennent-ils ?

QUESTION N° 8

Quels traitements instaurez-vous pour Mme V. ? Avec quelle surveillance ? S'il s'agissait d'un adulte ambulatoire sain de 40 ans, sans signe de gravité, quel traitement auriez-vous proposé ?

QUESTION N° 9

Lorsque Mme V. est admise dans un service hospitalier, une ponction pleurale est réalisée. Il s'agit d'un exsudat avec liquide clair. Quel est votre diagnostic ? Quelle est la définition d'un exsudat ? Décrivez les résultats attendus de l'analyse de ce liquide pleural en cytologie, biochimie, bactériologie.

QUESTION N° 10

Mme V. devient apyrétique, sa dyspnée diminue, mais il persiste une asthénie et de la toux. Un retour à domicile est envisagé. Quelle est la durée de votre traitement ? Quand effectuez-vous une radiographie thoracique de contrôle ?

QUESTION N° 11

Trois semaines plus tard, Mme V. vous recontacte pour réapparition de la fièvre, majoration de la toux surtout aux changements de position, et douleur basithoracique gauche irradiant à l'épaule homolatérale. Vous la réhospitalisez en urgence. À son admission, une radiographie thoracique est réalisée *(fig. 1)*. Commentez-la.

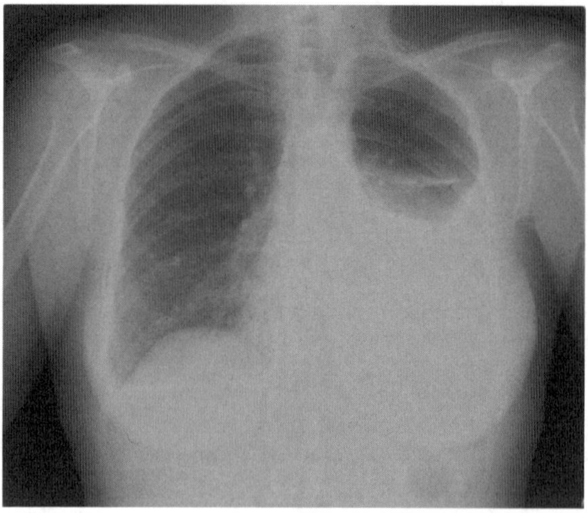

Figure 1

QUESTION N° 12

Décrivez votre examen clinique respiratoire : inspection, palpation, percussion, auscultation.

QUESTION N° 13

Une ponction pleurale exploratrice est réalisée et retrouve un liquide purulent. Quel est votre diagnostic ? Quelle est la conduite à tenir ? Quelle est la durée du traitement ?

Réponses

QUESTION N° 1 — **8** *points*

Auscultation pulmonaire :	2
• signes bronchiques	2
• signes pulmonaires : foyer de crépitants (pneumopathie)	2
Recherche d'une matité : pleurésie	2
Recherche d'un foyer infectieux clinique (peau, notamment)	

QUESTION N° 2 — **16** *points*

Critères de gravité :	
• hyperthermie majeure ou hypothermie	1
• signes de mauvaise tolérance respiratoire :	2
– cyanose, sueur	1
– battement des ailes du nez	
– respiration paradoxale	
– épuisement respiratoire	
• signes de mauvaise tolérance hémodynamique :	2
– pouls filant ou faible, tachycardie	
– hypotension artérielle	1
– signes de choc	
• signes de mauvaise tolérance neuropsychique	1
Situations particulières :	
• critères de gravité générale	1
• critères de mauvaise tolérance respiratoire	1
• comorbidités risquant d'être déséquilibrées par l'infection	1
• critère social (vie solitaire ou difficultés sociales)	1
Comorbidités à prendre en compte :	
• diabète	2
• corticothérapie prolongée	2

QUESTION N° 3 — **6** *points*

Pneumopathie ou pleuropneumopathie	3
Confirmation par une radiographie thoracique face ± profil	3

QUESTION N° 4 — **4** *points*

Non, la patiente même si elle est encore jeune présente des comorbidités et des facteurs de risque. L'hospitalisation est souhaitable	4

QUESTION N° 5 — **4** *points*

Pleuropneumopathie base gauche d'origine infectieuse sur terrain débilité (diabétique corticothérapée)	4

QUESTION N° 6 — **10** *points*

Biologie :	
• bilan infectieux : CRP, NFP	2
• équilibre diabète : glycémie, BU	2
• comorbidités : fonction rénale et hépatique	

Bactériologie :
- hémocultures 1
- bactériologie des crachats 1
- discuter PL, ponction pleurale selon évolution 1
- antigénurie légionnelle 1

Gazométrie artérielle : répercussion de l'infection sur la fonction respiratoire (nécessité oxygène ?) 2

QUESTION N° 7 — **7** *points*

Pneumocoque : le plus fréquent, début brutal 2

Légionnelle (pathologie respiratoire chronique) 2

Staphylocoques (diabète) 1

Infections nosocomiales si séjour hospitalier récent 1

Germes de l'immunodépression (corticothérapie prolongée) 1

QUESTION N° 8 — **10** *points*

Traitement pour Mme V. :
- association amoxicilline-acide clavulanique : 3 g/j *per os* ou IV (si ne peut avaler), en l'absence de contre-indication 2
- antithermiques 2
- kinésithérapie respiratoire 1
- traitement antidiabétique au besoin (insuline)
- hydratation si besoin
- antalgique suivant les douleurs
- prévention TVP

Surveillance :
- température et état clinique 1
- biologie pour normalisation des paramètres 1
- radiologie pour surveillance de l'infection pulmonaire et pleurale 1

Traitement pour un adulte ambulatoire sain : amoxicilline seule (si pas d'allergie), sinon macrolides 2

QUESTION N° 9 — **9** *points*

Pleurésie métapneumonique ou pleurésie réactionnelle non purulente 3

Exsudat : liquide avec plus de 30 g/L de protéines 3

Résultats attendus :
- exsudat 1
- formule panachée ou riche en polynucléaires neutrophiles non altérés 1
- pas de cellules malignes
- examen direct et cultures stériles : 1
  - bactériologie standard
  - BK

QUESTION N° 10 — **4** *points*

Durée du traitement : 10 à 15 jours 2

Radiographie au bout de 3 à 4 semaines 2

QUESTION N° 11 **6 points**

Pleurésie de la grande cavité gauche	4
Courbe de Damoiseau gauche	2
Opacité triangulaire parahilaire gauche (trouble de ventilation lié à la compression)	
Médiastin non dévié	

QUESTION N° 12 **6 points**

Inspection : normale	
Palpation : absence de perception des vibrations des cordes vocales base gauche	1
Percussion : matité base gauche	2
Auscultation : silence respiratoire base gauche	3

QUESTION N° 13 **10 points**

Diagnostic : pleurésie purulente compliquant une pneumopathie	4
Conduite à tenir :	
• drainage de la pleurésie pour évacuation du pus	4
• kinésithérapie respiratoire	
• traitement antibiotique adapté au germe retrouvé	1
Durée du traitement : 3 à 6 semaines d'antibiotiques	1

RÉFÉRENCES

Agence française de sécurité sanitaire des produits de santé, Société de pneumologie de langue française, Société de pathologie infectieuse de langue française. **Antibiothérapie par voie générale en pratique courante au cours des infections respiratoires basses de l'adulte et de l'enfant.** Mise au point, 21 juillet 2010. www.infectiologie.com

Collège des enseignants de pneumologie. http://www.cep-pneumo.org

OBJECTIFS PÉDAGOGIQUES

Objectifs principaux :

N° 86 : Infections bronchopulmonaires du nourrisson, de l'enfant et de l'adulte.

N° 312 : Épanchement pleural.

Objectifs secondaires :

N° 173 : Prescription et surveillance des anti-infectieux.

N° 198 : Dyspnée aiguë et chronique.

N° 203 : Fièvre aiguë chez l'enfant et chez l'adulte.

DIFFICULTÉ

3/3

CAS CLINIQUE N° 47

Un homme de 46 ans, non fumeur, chauffeur routier international, sans exposition toxique particulière, sans antécédent pulmonaire particulier, présente depuis 4 mois une toux sèche, incessante et parfois émétisante, mais respectant son sommeil. Divers traitements antitussifs conseillés par son pharmacien ont été inefficaces. Le patient n'a pas maigri, c'est la première fois qu'il tousse aussi longtemps.

Questions

QUESTION N° 1

Quels sont les éléments d'interrogatoire qui manquent ?

QUESTION N° 2

Quelles sont les principales étiologies des toux chroniques, en dehors du tabac ?

QUESTION N° 3

Quels examens paracliniques conseillez-vous en première intention ?

QUESTION N° 4

Quelles peuvent être les complications des quintes de toux importantes ?

QUESTION N° 5

Quelle classe de médicament se complique le plus fréquemment de toux ?

QUESTION N° 6

Aucune cause n'ayant été retrouvée sur les examens simples, quelles médications pouvez-vous conseiller ?

QUESTION N° 7

Le père du patient est décédé, 7 ans auparavant, d'un cancer bronchique. La radiographie thoracique est normale. Pouvez-vous éliminer un cancer bronchique à l'origine du trouble ? Commentez.

QUESTION N° 8

Le patient aurait été fumeur et la cause de la toux liée au tabac, quelle aide médicamenteuse auriez-vous pu apporter au sevrage tabagique ?

Réponses

QUESTION N° 1 — **12** *points*

Signes ORL d'accompagnement	4
Antécédents d'allergies personnelles ou familiales	3
Médicaments	3
Contage (coqueluche)	2

QUESTION N° 2 — **25** *points*

Causes bronchiques :	
• cancer bronchique	3
• BPCO	3
• asthme	3
• bronchectasies	
• corps étranger	
Reflux gastro-œsophagien	3
Causes ORL :	
• cancer ORL	3
• sinusite	3
Causes cardiaques	2
Allergie	2
Médicaments	3

QUESTION N° 3 — **12** *points*

Radiographie pulmonaire	4
Radiographie des sinus	4
Spirométrie	2
Biologie : NFP, bilan inflammatoire	2
Scanner thoracique	
Endoscopie bronchique	

QUESTION N° 4 — **10** *points*

Fractures de côtes	2
Pneumothorax	2
Ictus laryngé	2
Incontinence urinaire	2
Vomissements	2
Insomnie	

QUESTION N° 5 — **10** *points*

Inhibiteurs de l'enzyme de conversion de l'angiotensinogène	8
Bêtabloquant	2

QUESTION N° 6 — **8** *points*

Corticothérapie par voie générale ou inhalée	4
Antitussifs type codéine ou antihistaminique	4

QUESTION N° 7 — **10** *points*

On ne peut éliminer une cause néoplasique bronchique. Une radiographie pulmonaire normale n'élimine pas un cancer des gros troncs bronchiques, qui se révèle habituellement par de la toux	5
Indication de scanner thoracique et d'endoscopie bronchique pour éliminer une néoplasie bronchique	5

QUESTION N° 8 — **13** *points*

Substitution nicotinique	5
Bupropion (Zyban®) ou varénicline (Champix®)	4
Thérapie comportementale	2
Consultation antitabac	2

RÉFÉRENCE

Collège des enseignants de pneumologie. http://www.cep-pneumo.org

OBJECTIFS PÉDAGOGIQUES

Objectif principal :
N° 336 : Toux chez l'enfant et chez l'adulte (avec le traitement).

Objectif secondaire :
N° 139 : Facteurs de risque, prévention et dépistage des cancers.

DIFFICULTÉ

2/3

CAS CLINIQUE N° 48

Un patient de 46 ans, fumeur à 15 paquets-année, sevré depuis 15 ans, a été opéré en urgence d'une fracture traumatique de l'humérus suite à un accident de ski (plaque-vis). La radiographie thoracique préanesthésie a montré une opacité nodulaire de 2 cm de diamètre, dans le champ pulmonaire droit, manifestement intrathoracique, après radio de profil et de face. Le patient dit ne jamais avoir été malade des poumons, n'a pas de passé de bronchite chronique (il a arrêté de fumer à la naissance de son premier enfant), ne suit aucun traitement médical et, dans son métier d'ingénieur, n'a jamais manipulé de produits toxiques. Il vient vous voir un mois après la première radiographie.

Questions

QUESTION N° 1

Quelle conduite conseillez-vous ? Pourquoi ?

QUESTION N° 2

Quels sont les critères radiographiques en faveur de la bénignité ? Quels sont les critères radiographiques en faveur de la malignité ?

QUESTION N° 3

Cette image est récente, n'a aucune caractéristique particulière aux examens d'imagerie, est isolée, en plein parenchyme du lobe inférieur droit. Quels examens préconisez-vous pour arriver au diagnostic ?

QUESTION N° 4

Finalement, la décision d'une exérèse chirurgicale est prise. Expliquez au patient la voie d'abord et le principe de l'exérèse.

QUESTION N° 5

L'examen anatomopathologique de la pièce opératoire montre que cette opacité correspondait à un adénocarcinome bronchique primitif de 2 cm de diamètre. L'exérèse a été complète, pas d'extension à distance, classification T1 N0, stade IA. Il n'y aura pas de traitement adjuvant compte tenu du risque faible de rechute (20 %). Néanmoins le patient est inquiet, car sa sœur (l'aînée des 5 enfants), âgée de 51 ans, est traitée pour un cancer du sein, et un de ses deux oncles a un cancer ORL. Comment peut-on le rassurer ? Est-il logique d'envisager une surveillance ?

QUESTION N° 6

En dehors du tabac et de l'amiante, quels sont les cancérigènes bronchiques connus ?

QUESTION N° 7

Y a-t-il un ou des marqueurs tumoraux utiles pour le diagnostic des cancers bronchiques non à petites cellules ? Quel est le site métastatique assez caractéristique des cancers bronchiques non à petites cellules ?

QUESTION N° 8

Quels sont les deux principaux types histologiques des cancers bronchiques et leurs caractéristiques cliniques habituelles ?

Réponses

QUESTION N° 1 — 10 points

Récupérer une radiographie ancienne pour connaître l'évolutivité de l'image	5
Refaire une radiographie pulmonaire pour vérifier la persistance de l'image	5

QUESTION N° 2 — 16 points

En faveur de la bénignité :	
• image bien limitée	2
• image ancienne ou peu évolutive	3
• petite taille	
• calcifications dans l'opacité	3
En faveur de la malignité :	
• opacité irrégulière, mal limitée	2
• récente ou évolutive	3
• grande taille	3

QUESTION N° 3 — 16 points

Scanner thoracique pour localiser précisément l'opacité	3
Endoscopie bronchique avec recherche de cellules malignes et BK	4
TEP-scan : la fixation est en faveur de la malignité	3
Ponction sous scanner	3
Thoracotomie exploratrice	3

QUESTION N° 4 — 13 points

Thoracotomie latérale droite entre la 4e et la 5e côte droite	5
Exérèse de la lésion : soit énucléation, soit résection atypique, soit lobectomie	4
Si cancer, lobectomie et curage ganglionnaire	4
Après la chirurgie, drainage pendant 3 à 5 jours pour assurer le retour du poumon à la paroi	
Séjour de 8 à 12 jours d'hospitalisation	

QUESTION N° 5 — 12 points

Une personne sur trois a un cancer dans sa vie	4
La présence de 3 cas de cancers dans une famille nombreuse peut n'être qu'une coïncidence et liée aux facteurs de risque (tabac)	4
Possibilité d'avis oncogénétique	4

QUESTION N° 6 **10 *points***

Nickel	2
Chrome	2
Uranium	2
Radiations ionisantes	2
Silice	2

QUESTION N° 7 **10 *points***

Non, aucun marqueur n'est utile dans le diagnostic des cancers bronchiques	5
Métastases surrénaliennes	5

QUESTION N° 8 **13 *points***

Histologie :	
• cancer bronchique non à petites cellules	3
• cancer bronchique à petites cellules	3
Caractéristiques cliniques « petites cellules » :	
• métastases plus fréquentes dans les petites cellules	4
• évolution plus rapide dans les petites cellules	3
• sujet plus jeune pour les petites cellules	
• tabagisme plus important pour les petites cellules	

RÉFÉRENCES

Collège des enseignants de pneumologie. http://www.cep-pneumo.org

Institut national du cancer. **Cancer du poumon : bilan initial.** Recommandations, juin 2011. http://www.e-cancer.fr/soins/recommandations

Institut national du cancer. **Cancer du poumon non à petites cellules. Pratiques chirurgicales.** Recommandations, décembre 2008. http://www.e-cancer.fr/soins/recommandations

Référentiel régional Rhône-Alpes-Auvergne, 2011. **Cancer bronchique non à petites cellules.** http://espacecancer.sante-ra.fr

OBJECTIFS PÉDAGOGIQUES

Objectif principal :
N° 157 : Tumeurs du poumon, primitives et secondaires.

Objectifs secondaires :
N° 5 : Indications et stratégies d'utilisation des principaux examens d'imagerie.

N° 109 : Accidents du travail et maladies professionnelles : définitions.

N° 138 : Cancer : épidémiologie, cancérogenèse, développement tumoral, classification.

N° 139 : Facteurs de risque, prévention et dépistage des cancers.

DIFFICULTÉ

3/3

CAS CLINIQUE N° 49

Un patient de 23 ans, fumeur de 20 cigarettes par jour depuis 6 ans, manutentionnaire dans un hypermarché, présente brutalement depuis 5 heures un tableau douloureux thoracique, l'ayant conduit au service des urgences. Le diagnostic de pneumothorax droit a été porté sur la radiographie pulmonaire.

Questions

QUESTION N° 1

Quelles sont les manifestations cliniques habituelles des pneumothorax ? Quels en sont les signes d'examen clinique ?

QUESTION N° 2

Quels sont les principes thérapeutiques en cas de pneumothorax droit complet collabant ?

QUESTION N° 3

Quels sont les mécanismes habituels pour expliquer un pneumothorax ? Le patient vous interroge sur le risque de récidive. Comment lui répondre ?

QUESTION N° 4

À distance de l'épisode de pneumothorax, le patient est revu avec les résultats d'EFR suivants :

	CPT (L)	CV (L)	VEMS (L)	DCO	DCO/VA
Mesuré	5,2	3,8	2,8	18,43	3,6
Théorique	4,7	3,9	3,3	21	5,54

Interprétez les résultats et émettez des hypothèses diagnostiques compte tenu du contexte.

QUESTION N° 5

Quelles sont les causes possibles de baisse de la DCO ?

QUESTION N° 6

Comment faire le diagnostic de la maladie du patient ? Quels examens réalisez-vous ?

QUESTION N° 7

Quelles sont les thérapeutiques possibles de la maladie causale de ce pneumothorax ?

Réponses

QUESTION N° 1 — **16** *points*

Manifestations cliniques :
- douleur thoracique latérale brutale irradiant vers l'épaule 4
- dyspnée brutale 4

Signes d'examen :
- silence respiratoire unilatéral 4
- hypersonorité 4

QUESTION N° 2 — **14** *points*

Drainage thoracique 5

Oxygène 4

Repos au lit 3

Antalgiques 2

QUESTION N° 3 — **20** *points*

Mécanismes :
- plaie (arme blanche, ponction) 3
- hyperpression *(blast)* 3
- emphysème 3
- pneumonie infiltrative diffuse 2
- bulles

Explications :
- un pneumothorax traduit une fragilité parenchymateuse 2
- risque de récidive 4
- nécessité de l'arrêt de l'intoxication tabagique 3

QUESTION N° 4 — **15** *points*

EFR :
- distension thoracique (CPT augmentée) 3
- trouble ventilatoire obstructif (VEMS abaissé) 3
- abaissement de la diffusion 3

Hypothèse diagnostique : emphysème primitif 6

QUESTION N° 5 — **12** *points*

Emphysème 4

Pneumopathie infiltrative diffuse 4

Anémie 4

QUESTION N° 6 — *8 points*

Emphysème prouvé par l'imagerie (distension thoracique et raréfaction de la trame) par radiographie et scanner thoracique	5
Recherche d'une cause génétique : déficit en alpha-1-antitrypsine (dosage et génotype de cette enzyme)	3

QUESTION N° 7 — *15 points*

Arrêt du tabagisme	4
Perfusion d'alpha-1-antitrypsine si déficit	2
Prévention des infections (vaccinations)	3
Antibiothérapie des infections	
Bronchodilatateurs	2
Chirurgie de réduction pulmonaire (exérèse de bulles)	2
Transplantation pulmonaire	2

RÉFÉRENCE

Collège des enseignants de pneumologie. http://www.cep-pneumo.org

OBJECTIFS PÉDAGOGIQUES

Objectif principal :
N° 276 : Pneumothorax.

Objectif secondaire :
N° 227 : Bronchopneumopathie chronique obstructive.

DIFFICULTÉ

2/3

CAS CLINIQUE N° 50

Monsieur T., menuisier de 50 ans (175 cm, 90 kg), non fumeur, vous consulte pour la première fois pour un asthme apparu à l'âge de 30 ans, devenu gênant, avec dyspnée permanente, augmentée au cours des efforts professionnels.

Cette symptomatologie était jusqu'alors relativement stable, n'obligeant pas cet artisan à arrêter son activité professionnelle. Il n'existe aucun antécédent personnel ou familial particulier, notamment respiratoire ou allergique. Quelques années auparavant, des tests cutanés d'allergie avaient été effectués et étaient tous négatifs. Il n'y a pas de surinfection bronchique actuelle (pas de fièvre, expectoration non purulente). Le traitement de fond qu'il prend depuis plus de 10 ans comprend 300 mg matin et soir de théophylline retard. En cas de crise, il prend un suppositoire de théophylline et 2 bouffées de corticoïdes inhalés. Ce patient souhaite être désormais suivi par vous.

Ce jour, l'examen clinique retrouve des sibilants diffus à l'auscultation pulmonaire, sans aucune autre anomalie.

Questions

QUESTION N° 1

Commentez le traitement pris par le patient. Quelle est la ~~gravité~~ sévérité de la maladie asthmatique ? Quel traitement préconisez-vous ?

QUESTION N° 2

Pensez-vous que son asthme puisse être professionnel ? Quels sont les arguments sur les données de l'observation ? Quelles autres informations doivent-elles être recherchées ? Le patient est artisan à son propre compte. Quelle est la condition pour que le patient puisse bénéficier d'une indemnisation au titre des maladies professionnelles ?

QUESTION N° 3

Quels tests complémentaires pratiquez-vous ?

QUESTION N° 4

Trois mois après, votre malade est amené aux urgences par le SAMU pour crise d'asthme ne cédant pas aux mesures habituelles. L'examen clinique montre : pouls à 120/min, TA à 130/70 mmHg, cyanose avec tirage, silence auscultatoire pulmonaire. Gaz du sang : pH = 7,30, PaO_2 = 45 mmHg (6 kPa), $PaCO_2$ = 50 mmHg (6,2 kPa). Interprétez les gaz du sang. Quelle est la conduite à tenir ?

QUESTION N° 5

Une demi-heure plus tard, le silence auscultatoire persiste, des troubles de conscience apparaissent. Quelle en est votre interprétation ? Que faites-vous ?

QUESTION N° 6

Après cet épisode, le patient a changé de profession et a retrouvé un état respiratoire meilleur. Néanmoins, quelques années après, malgré un traitement *a priori* bien suivi et une absence d'exposition aux allergènes professionnels, le patient recommence à faire des crises multiples gênantes. Quel bilan faites-vous ?

Réponses

QUESTION N° 1

22 *points*

Traitement inadapté :	1
• la théophylline n'est pas le traitement de fond de 1re intention	1
• la théophylline n'est pas le traitement de la crise	1
• les corticoïdes inhalés ne sont pas le traitement de la crise	2
Sévérité ~~Gravité~~ de l'asthme :	
• asthme persistant modéré ou persistant	2
• signes cliniques quotidiens permanents	2
• EFR probablement perturbée (sibilants diffus)	2
Traitement préconisé :	
• traitement de fond :	2
– corticoïdes inhalés	3
– bêta-2-mimétiques inhalés (salmétérol, formotérol)	3
– antileukotriènes	
• traitement des crises : bêta-2-mimétiques (salbutamol)	3

QUESTION N° 2

18 *points*

Asthme possiblement d'origine professionnelle :	2
• non fumeur	1
• pas d'antécédent personnel d'allergie	1
• pas d'antécédent familial d'allergie	1
• exposition à des poussières de bois	3
Il manque les éléments suivants :	
• amélioration des symptômes pendant les week-ends ou périodes de vacances	3
• aggravation des symptômes sur les lieux de travail ou suivant le bois travaillé	3
Pour pouvoir être indemnisé, il faut que le patient ait cotisé aux assurances spécifiques maladies professionnelles	4

QUESTION N° 3

19 *points*

Exploration fonctionnelle respiratoire :	4
• diagnostic asthme	1
• appréciation gravité maladie asthmatique	1
• avec test de réversibilité si TVO	3
Radiographie pulmonaire :	2
pour éliminer comorbidités ou autre cause	
ECG :	2
pour éliminer comorbidités ou autre cause	
Test cutané aux allergènes de bois	3
IgE spécifiques aux allergènes de bois	3

QUESTION N° 4 — **22 *points***

Gaz du sang :	
• acidose respiratoire	3
• hypoventilation alvéolaire (hypoxémie-hypercapnie)	3
Conduite à tenir :	
• hospitalisation en unité de soins intensifs	2
• voie veineuse périphérique	1
• surveillance :	
- saturation O_2	1
- conscience	2
- état respiratoire (rythme)	1
- surveillance *peak flow*	1
• oxygénothérapie	2
• aérosol salbutamol et ipatropium (bêta-2 et atropinique)	2
• corticothérapie	2
• hydratation	1
• prévention maladie thromboembolique	1

QUESTION N° 5 — **7 *points***

Les troubles de conscience correspondent à une dégradation des GDS	3
Intubation et ventilation assistée	4

QUESTION N° 6 — **12 *points***

Nouveau bilan allergologique (tests cutanés et IgE spécifiques)	3
Recherche foyer infectieux (dentaire, sinusien)	3
Recherche sensibilisation *Aspergillus*	3
Recherche erreur thérapeutique ou mauvaise prise des traitements	3

RÉFÉRENCES

Collège des enseignants de pneumologie. http://www.cep-pneumo.org

Global Initiative for Asthma (GINA). **Global strategy for asthma management and prevention, 2010.** http://www.ginasthma.com

Société de pneumologie de langue française (SPLF). **Asthme et allergie.** Conférence d'experts, 2007. http://www.splf.org/document

OBJECTIFS PÉDAGOGIQUES

Objectif principal :
N° 226 : Asthme de l'enfant et de l'adulte.

Objectifs secondaires :
N° 115 : Allergies respiratoires chez l'enfant et chez l'adulte.

N° 198 : Dyspnée aiguë et chronique.

DIFFICULTÉ

2/3

21 €

NEUROLOGIE - PNEUMOLOGIE

50 cas cliniques

Les cas cliniques ont été volontairement placés dans un ordre aléatoire.

Mise en page : Le vent se lève...

Achevé d'imprimé en octobre 2012
par l'imprimerie Ten Brink
Dépôt légal : novembre 2012

Imprimé aux Pays-Bas